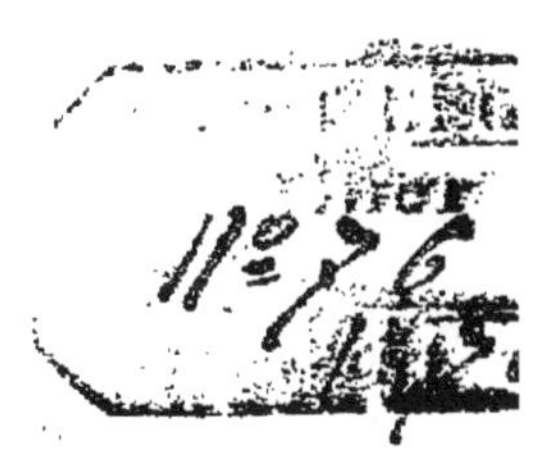

RÉSUMÉ

DU

TRAITÉ

CLINIQUE ET THÉRAPEUTIQUE

DU DIABÈTE

OUVRAGES DU MÊME AUTEUR

Lettres médicales sur Vichy, 3ᵉ édition. 1 vol. in-18 jésus, de 250 pages. — 2 fr.

Traité du ramollissement du cerveau, (ouvrage couronné par l'Académie de médecine), 1843, 1 vol. in-8º de 560 pages.

Traité clinique et pratique des maladies des vieillards, 1854, 1 vol. in-8º de 900 pages.

Traité thérapeutique des eaux minérales de la France et de l'Etranger, et de leur emploi dans les maladies chroniques, cours fait à l'Ecole pratique. — 2ᵉ édition, 1862, 1 vol. in-8º de 773 pages, avec une carte.

Dictionnaire général des eaux minérales et de **l'hydrologie médicale** en collaboration avec MM. Le Bret, Lefort et Jules François, 1860. 2 vol. in-8º de chacun 750 pages.

De la Goutte et de son Traitement par les Eaux minérales, in-8º, de 48 pages.

Le Diabète, son Traitement par les Eaux de Vichy, 1862, in-12, 46 pages.

Traité clinique et thérapeutique de Diabète, in-8º jésus, de 500 pages.

RÉSUMÉ

DU

TRAITÉ

CLINIQUE ET THÉRAPEUTIQUE

DU

DIABÈTE

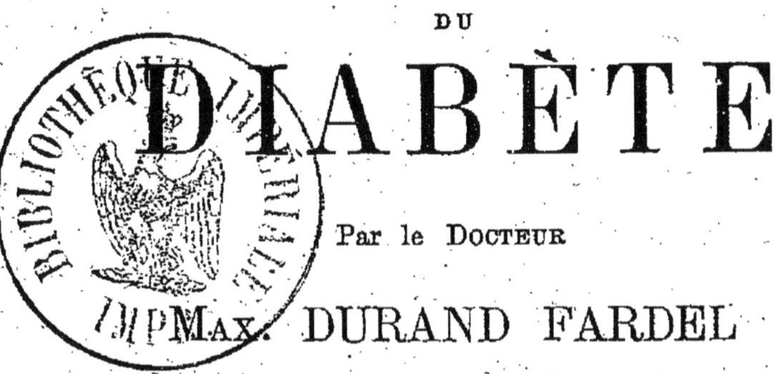

Par le DOCTEUR

Max. DURAND FARDEL

Médecin-Inspecteur des Sources d'Hauterive, à Vichy
Président honoraire de la Société d'Hydrologie médicale de Paris.

PARIS

CHEZ ASSELIN, SUCCESSEUR DE LABÉ

PLACE DE L'ÉCOLE-DE-MÉDECINE.

—

1870

Tous droits de traduction réservés.

Ce volume est extrait d'un ouvrage
plus considérable, comprenant l'histoire
complète du Diabète. On s'est borné à
reproduire ici les parties le plus directement relatives à l'histoire clinique de cette
maladie, c'est-à-dire à sa symptomatolo-
gie et à son traitement.

PRÉFACE

Il y a vingt-cinq ans environ, a commencé ce qu'on pourrait appeler l'ère moderne du diabète.

Jusqu'alors le diabète sucré se trouvait relégué parmi les maladies classiques. Les traités de pathologie se contentaient de lui consacrer une place sommaire, et une description peu variée, à laquelle Rollo était venu pourtant apporter d'importantes contributions (1797), et qui reproduisait uniformément les recherches déjà intéressantes de Nicolas et Gueudeville, et les indications très-imparfaites de Dupuytren et Thenard (1806).

Mais cette maladie semblait se soustraire à l'observation médicale avec autant d'obstination qu'elle met aujourd'hui d'empressement à s'offrir à nous. C'est à peine si, dans le cours d'une longue pratique, les médecins les plus occupés pouvaient se vanter d'en avoir rencontré quelques exemples, et, dans les hôpitaux, le diabète était un objet de curiosité.

Mais depuis, les choses ont bien changé. D'heureuses applications de la chimie mirent entre nos mains des moyens de diagnostic d'une remarquable simplicité, et, saisis d'une louable émulation, les physiologistes s'attachèrent à scruter les phénomènes mystérieux qui président aux transformations chimiques des matériaux introduits par l'alimentation, et aux métamorphoses que les tissus de l'organisme subissent dans le milieu où s'opère leur évolution.

D'ingénieuses déductions de faits, plutôt entrevus que rigoureusement analysés, mirent d'autre part sur la voie d'applications pratiques dont l'expérience ne devait pas tarder à consacrer la légitimité. Et, tandis que l'on accumulait, avec un zèle qui ne sera pas perdu, ne fût-ce que pour la philosophie de la science, expérimentations sur expérimentations, hypothèses sur hypothèses, contradictions sur contradictions, le traitement du diabète se constituait, traitement rationnel, dont le dernier mot n'a pas été dit sans doute, mais qui n'en restera pas moins comme un des témoignages les plus éclatants des progrès de la médecine contemporaine. A ces progrès demeureront toujours attachés les noms de M. Mialhe, et surtout de M. Bouchardat.

Mettant à profit une expérience personnelle que m'ont value de longues années de pratique sur un terrain singulièrement propice à une telle étude, j'ai rassemblé les travaux nombreux, épars jusqu'ici, dont certains points de cette maladie ont été le sujet de prédilection, et j'ai tracé le tableau de nos connaissances actuelles sur la question du diabète.

Il est bon d'arrêter de temps à autre l'état de la science sur de tels sujets. On en juge mieux ce qu'il reste à apprendre, et les travaux ultérieurs y gagnent quelquefois une direction meilleure.

DURAND-FARDEL.

20 avril 1869.

PREMIÈRE PARTIE

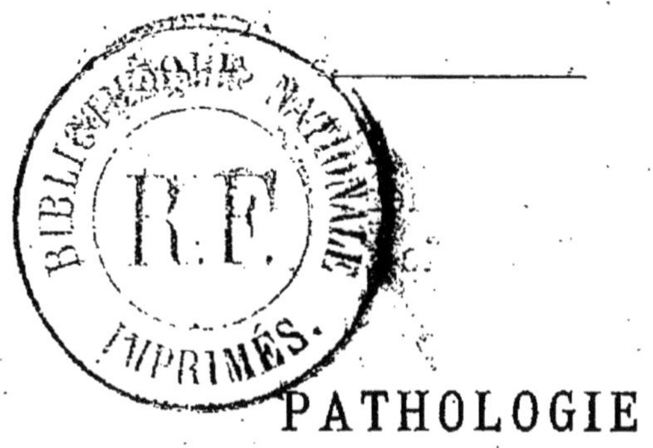

PATHOLOGIE

Cette première partie sera consacrée à la description du diabète, indépendante des conceptions pathogéniques dont cette maladie peut être l'objet.

La description d'une maladie comprend l'exposé des symptômes qui lui appartiennent en propre, de l'ordre suivant lequel ils se présentent le plus ordinairement, et des complications qui peuvent venir se combiner avec la maladie principale, et en altérer plus ou moins les caractères essentiels. Elle comprend éga-

lement le tableau et l'appréciation des altérations anatomiques qu'elle laisse après elle, et
parmi lesquelles il importe de distinguer celles
qui lui appartiennent dès le principe, de celles
qui dépendent des phases diverses qui ont pu
se succéder.

Tel sera le sujet de cette première partie.
Celle-ci sera donc exclusivement clinique,
c'est-à-dire qu'elle offrira la reproduction,
aussi fidèle que possible, d'un ensemble de
faits assez nombreux pour que les descriptions
qui vont suivre comprennent un tableau complet de la maladie, et de ses apparences diverses.

CHAPITRE PREMIER

Avant de procéder à la description générale des symptômes du diabète, il est un certain nombre de ces derniers, et quelques circonstances particulières, qu'il est utile d'étudier séparément, afin de bien faire connaître leurs caractères essentiels, et la place qui leur appartient dans l'appareil phénoménal de la maladie.

Je comprendrai dans cette étude : la soif, l'appétit, le fonctionnement de l'appareil digestif, celui du système cutané, les troubles de la vision, l'anaphrodisie, l'amaigrissement, l'état des forces et les troubles de l'innervation, enfin les caractères de l'urine.

SOIF ET SIGNES TIRÉS DE LA BOUCHE

L'exagération de la soif est un des symptômes les plus essentiels du diabète. C'est le premier qui se laisse apercevoir, sauf de très-
rares exceptions.

M. Bouchardat explique ce phénomène de
la manière suivante : « La soif dont sont tourmentés les diabétiques trouve une explication
tout à fait satisfaisante dans les faits que nous
connaissons, sur l'action de la diastase sur
l'amidon. Pour que la transformation de l'amidon en sucre soit complète, il faut que la fécule
soit dissoute dans sept fois au moins son poids
d'eau. Eh bien, un semblable phénomène s'observe chez les diabétiques : pour que la transformation de l'amidon en sucre, qui est une
nécessité de leur état, puisse s'effectuer, il leur
faut sept fractions d'eau ; et, tant qu'ils ne l'ont
pas ingérée, il leur est impossible d'y résister.
Chez les diabétiques, la soif est en raison directe des aliments féculents et sucrés qu'ils
prennent. J'ai observé que, pour une quantité
d'aliments représentant 1 kilogramme de fécule, ils boivent ordinairement 7 kilogrammes

d'eau, et rendent à peu près 8 kilogrammes
d'urine (1). »

Il n'y a pas lieu de s'arrêter à cette explication
relative à la soif des diabétiques. Elle est purement chimique et suppose que l'anomalie qui
préside à la maladie a son siège exclusif dans
l'estomac. Mais il y a plus d'intérêt à s'assurer
si la soif est effectivement en rapport avec la
proportion des féculents introduits et de la
glycose urinaire.

Il est très-vrai que les gens très-diabétiques
boivent beaucoup et font beaucoup de sucre.
Il n'est pas moins vrai que, lorsqu'on vient à
supprimer les féculents, la soif baisse immédiatement et l'urine diminue : ceci est d'une
observation journalière. Mais les faits qui
échappent à cette systématisation ne sont pas
rares.

Il y a des diabétiques qui ont, et pendant
de longues périodes, une soif ardente, tout en
ne présentant que des proportions faibles et
très-modérées de sucre. Il y a de même des
individus qui font du sucre en quantité notable, et qui n'ont qu'une soif tempérée. En un
mot, on se tromperait beaucoup si l'on croyait

(1) Bouchardat. *Du diabète sucré ou glycosurie*, in *mé-
moires de l'Académie de médecine* 1852, t. XVI, p. 74.

devoir rencontrer toujours une proportion
prévue entre le degré de la soif et la quantité
du sucre contenu dans l'urine. Il n'est malheureusement que trop fréquent de voir les symptômes diabétiques, et la soif en particulier,
persister, malgré une réduction considérable
ou même une abstention complète des féculents. Et, chez certains diabétiques très-sen-
sibles, le moindre écart de régime ramène
aussitôt une soif vive, tout en ne déterminant
que de légères apparitions de sucre. Enfin, il
est des diabétiques qui, bien que rendant encore une grande quantité de sucre, voient leur
soif remplacée par une simple sécheresse de
la bouche. Ces remarques n'ont pour but que
de contrôler ce qu'il y a de trop dogmatique
dans les assertions de M. Bouchardat, lesquelles paraissent avoir été plutôt dictées par
la théorie que par une observation rapprochée
des faits.

Cependant je dois faire remarquer ceci :
c'est que la proportion de glycose urinaire ne
représente peut-être pas fidèlement la proportion de la glycose produite ; en d'autres termes,
qu'il faut tenir compte de la glycose retenue
dans l'économie. Ce point de vue sera développé ultérieurement.

Il n'est pas hors de propos de faire remarquer que la soif de la polydipsie, ou diabète non sucré, ne saurait reconnaître une semblable cause. Faut-il l'attribuer simplement, avec M. Pavy (1) et M. Jaccoud (2), au besoin de remplacer la grande quantité de fluide que soustrait au sang l'état polyurique ?

Cette explication pourrait également s'appliquer au diabète non sucré. Et, si l'on doit croire, dans un certain ordre d'idées, que l'on n'urine beaucoup que parce que l'on boit beaucoup, il faudra admettre, dans l'autre, que l'on ne boit en grande quantité que parce que l'on urine abondamment.

Cependant il serait bien possible que la soif fût elle-même un phénomène primitif, essentiel, sous la dépendance directe ou indirecte du système nerveux, et, dans tous les cas, du trouble spécial apporté dans tout le système par la diffusion des principes sucrés.

La soif est certainement très-vive et très-pénible chez les diabétiques, plus prononcée après qu'avant les repas, troublant quelquefois leur sommeil. Elle peut acquérir des proportions considérables, et l'on voit des malades

(1) Pavy. *Researches on the nature and treatment of diabetes*. London, 1869, p. 211.

(2) Jaccoud. *Leçons de clinique médicale, faites à l'hôpital de la Charité*, 1867, p. 88.

ingurgiter des quantités énormes de liquides. Cependant elle est moins tyrannique dans le diabète que dans la polydipsie. Comme je l'ai fait remarquer ailleurs (1), l'ingestion des liquides étanche, ne fût-ce qu'un instant, la soif des diabétiques, tandis qu'elle ne soulage en rien celle des polydipsiques. Il n'est pas rare de voir les diabétiques, croyant qu'il est de leur devoir de boire le moins possible, se rationner avec une certaine sévérité. Dans la polydipsie franche, on en est incapable. Je n'ai pas observé que l'altération fût aussi prédominante la nuit que l'on dit plusieurs auteurs. Beaucoup de malades qui, sous l'influence de l'exercice et de la digestion sont très-altérés le jour et le soir, se passent très-bien de boire pendant la nuit.

Il m'a semblé, bien qu'on assiste rarement au début du diabète, que la soif marque d'emblée et d'une manière très-formelle l'apparition de la maladie. Elle n'est précédée par aucun symptôme, ni par la sécheresse de la bouche, qui la suit si communément, ni par la courbature, ni par les troubles nerveux. Elle est, dès le premier instant, ce qu'elle sera par la suite, au moins pour de certaines périodes.

(1) Durand Fardel. *Traité pratique des maladies chroniques*, 1868, t. I, p. 178.

Ainsi, des malades avaient bu plus qu'auparavant pendant des semaines ou des mois ; puis la soif subissait de nouveau un accroissement notable.

Dès que l'on a soumis les malades au régime diabétique, la soif cède en général et avec une rapidité surprenante, quelquefois du jour au lendemain. J'insisterai en son lieu sur cette circonstance, qui est une des plus dignes de remarque dans l'histoire du diabète. Mais elle ne cède souvent qu'en partie ; elle reparaît ; elle se maintient à un degré quelconque. Elle présente une relation plus ou moins immédiate avec les détails du régime. Il y aura à revenir utilement sur ce sujet, à propos de la marche générale de la maladie, et de l'influence exercée par les agents hygiéniques et thérapeutiques.

J'ai rencontré quelques anomalies au sujet des rapports de la soif avec la proportion de sucre contenue dans les urines. Un vétérinaire de Châteaudun avait remarqué, depuis six ans, que son urine tachait ses pantalons, à la manière d'un liquide sucré, sans que sa santé parût le moins du monde altérée. Ce n'est qu'au bout de ce temps qu'il survint de l'amaigrissement, de l'affaiblissement, de la presbytie, etc. Le docteur Pestel constata alors une *très-grande quantité* de sucre dans l'urine, sans dosage précis. Il n'y avait pas plus d'exagération de la soif qu'auparavant, et les urines étaient à peine plus abondantes qu'à l'état normal. Six mois après l'institution d'un régime rationel, qui fût scrupuleusement suivi, les symptômes observés avaient à peu près disparu, sauf l'impuissance qui persistait : et je ne trouvai alors moi-même que 4 grammes de sucre. J'ai vu également un Russe de cinquante-six ans, qui devait être diabétique depuis un à deux ans : sa santé s'était peu altérée, et il n'y avait jamais eu que très-peu d'altération ; cependant les analyses avaient oscillé entre 20 et 40 grammes de sucre. Le docteur Heiberg (de Berlin) rapporte l'histoire d'une petite fille de neuf ans dont l'urine contenait 80 grammes de sucre, et chez qui la soif n'avait pas augmenté d'une manière frappante. Elle manifestait un goût irrésistible pour les aliments gras.

D'un autre côté, un malade de cinquante-trois ans, qui avait souffert d'une soif extrême, n'avait jamais offert que de très-faibles proportions de sucre, quelques grammes.

Il est un autre phénomène, qui offre la même signification sémiologique que la soif, et qui la remplace assez souvent : c'est la sécheresse de la bouche, laquelle n'est pas en général, comme on pourrait le croire, en rapport direct avec la soif.

Chez la plupart des diabétiques, les sécrétions buccales tendent à se tarir. Souvent le matin, au réveil, la bouche est absolument sèche ; la surface de la langue est aride et comme ligneuse. L'articulation des sons est impossible, tant que le membrane muqueuse n'a pas été longtemps humectée. Ou bien encore il se fait une légère sécrétion visqueuse qui colle les surfaces, et les malades font, en agitant leur langue ou en parlant, un bruit particulier qui permet de reconnaître un diabétique les yeux fermés.

SÉCHERESSE DE LA BOUCHE

La sécheresse de la bouche n'est pas la soif. Il arrive souvent que, lorsque le sucre persiste à dose élevée, la soif disparaît, mais la muqueuse buccale reste sèche. Les malades se tiennent de l'eau dans la bouche ; ils en ont besoin pour parler, ou pour corriger une sensation très-pénible : mais ils ne l'avalent pas. Ils n'ont pas soif, et n'obéissent pas par conséquent au besoin supposé de fournir des éléments de dissolution à la diastase de l'estomac.

Dans la plupart des cas, les gencives se ramollissent ; elles prennent une teinte livide, sans être habituellement saignantes ; elles sont même plutôt pâles. Elles se pelotonnent en quelque sorte sur elles-mêmes et abandonnent les dents. Celles-ci se déchaussent, s'ébranlent et tombent en général sans douleur, et sans s'être nécessairement cariées. J'ai vu les gencives s'altérer ainsi, et les dents s'ébranler au début du diabète ; mais c'est ordinairement à la longue que cela se produit. Cependant la plupart des diabétiques ont les dents un peu branlantes : mais elles reprennent facilement leur solidité, quand la santé se raffermit elle-même.

C'est dans les cas les plus rares que l'on observe des gengivites douloureuses, ou que l'on voit les gencives s'ulcérer en prenant un aspect scorbutique. Ces phénomènes sont loin d'être constants du reste, et peuvent manquer dans des cas où il se fait, depuis plusieurs années, une production abondante de sucre.

J'en dirai autant d'une odeur très-caractéristique de l'haleine, que j'ai signalée un des premiers, et que M. Desmarres avait également ment reconnue depuis longtemps. Cette odeur, toute spécifique, est impossible à définir ; les médecins anglais l'appellent une odeur de *foin*, ce qui est loin d'en donner une idée approximative. M. Pavy la compare à l'odeur des pommes mûres (*ripes apple*), que je n'y retrouve pas. Elle est quelquefois excessive, et suffit pour infecter une pièce où un malade est demeuré quelques instants, comme pour reconnaître un diabétique à grande distance. Je ne saurais dire de quoi elle dépend, et elle ne paraît pas résulter d'une altération apparente de la muqueuse buccale. Ce n'est pas du reste une odeur exclusivement buccale ; toute l'habitude du corps l'exhale, chez quelques individus du moins, et je l'ai toujours retrouvée très-forte dans l'urine, même dans les fèces, quand elle existait dans l'haleine. Chez quelques personnes, elle se montre et disparaît suivant les alternatives de l'état sucré des urines. Lorsqu'elle est très-prononcée, elle est d'un pronostic fâcheux.

J'ai parlé tout à l'heure de la sécheresse de la langue.

La langue des diabétiques est généralement couverte d'un enduit blanchâtre, peu humide ; quelquefois une mousse blanche très-fine se montre par traînées longitudinales à sa surface, surtout sur ses parties latérales. Il est

très-rare qu'elle offre une surface ou des points
rouges. Elle présente quelquefois une teinte
noirâtre. Mais cette coloration, dont l'explication n'a pas encore été donnée, se rencontre
également dans d'autres circonstances. Je l'ai
observée dans de simples dyspepsies, ou dans
certaines cachexies indéterminées et passagères.

APPÉTIT

On considère en général l'exagération de
l'appétit, ou de la boulimie, comme un symptôme caractéristique du diabète. « Un symptôme
d'une grande valeur, dit Trousseau, est l'exagération de l'appétit, une véritable boulimie.
Cet appétit exagéré s'observe chez presque
tous les diabétiques. Il peut être tel qu'il
semble que rien ne saurait rassassier les malades, et l'on en a vu, dit-on, qui mangeaient
dans le courant des vingt-quatre heures une
masse d'aliments que l'on évaluait au tiers du
poids de leur corps. »

Ce tableau de boulimie des diabétiques
est tout-à-fait inexact : non pas que certains
diabétiques n'aient effectivement un appétit
exagéré : mais ce n'est qu'un très-petit nombre
d'entr'eux.

J'ai trouvé, en analysant 222 observations qui me sont personnelles, que l'appétit était normal chez 140 malades, considérable chez 42, mais excessif chez un petit nombre, et qu'il était diminué chez 40.

En principe, nous pouvons considérer comme acquis :

Que la généralité des diabétiques ne ressentent aucun changement dans leur appétit habituel ;

Que les cas où l'appétit est modifié en moins sont au moins aussi nombreux que ceux où il l'est en plus ;

Que la véritable boulimie ne s'observe que rarement chez les diabétiques.

FONCTIONS DIGESTIVES

La plupart des observateurs ont constaté la régularité habituelle des digestions chez les diabétiques. C'est assurément là une des circonstances les plus curieuses de cette maladie. Les phénomènes de la digestion présentent une intégrité apparente, tandis que ceux de l'assimilation sont profondément altérés, circonstance très-commune dans les diathèses de ce genre, et qui n'a pas été suffisamment remarquée.

Je trouve mentionnée dans 242 observations, la manière exacte dont s'accomplissaient les digestions.

Elles étaient très-régulières dans 168 cas, aussi bien avant qu'après l'apparition de la maladie.

La dyspepsie ne joue donc qu'un très-faible rôle dans le diabète. Et, si l'on considère combien il y a peu de gens, en dehors de tout état pathologique déterminé, qui digèrent d'une manière irréprochable, on peut se demander si le diabète ne s'adresse pas de préférence à des individus qui digèrent bien, et si cette maladie n'est pas plutôt favorable que nuisible à l'intégrité de la digestion stomacale.

La constipation passe pour très-fréquente chez les diabétiques. D'après mes observations, la proportion des constipations véritables n'a atteint qu'à peu près le cinquième des cas. Je ne pense pas qu'il y ait, en effet, à tenir grand compte des constipations légères. Celles-ci sont trop communes, et tiennent à trop de circonstances, hygiéniques ou autres, pour qu'on puisse leur attribuer aucune valeur sémiologique. Parmi les malades véritablement constipés, j'ai noté qu'un certain nombre l'étaient

bien avant d'être diabétiques; il est probable
qu'il en était ainsi de la plupart. D'un autre
côté, la diarrhée ne s'observe que rarement.

FONCTIONS DE LA PEAU

Les premières théories proposées dans ces
dernières années, au sujet du diabète, s'é-
tayaient, au moins pour une part considérable,
sur un fait particulier : la suppression ou l'a-
moindrissement de l'activité secrétante de la
peau, la peau sèche et imperspirable. MM. Bouchardat, Mialhe, Contour, Niemeyer ont développé cette théorie.

Or, ce tableau uniformémeut reproduit de
la sécheresse de la peau chez les diabétiques
est à peu près imaginaire, non pas que les
fonctions de la peau ne soient abolies chez
quelques diabétiques et qu'elles ne montrent
qu'une faible activité chez un certain nombre
d'entr'eux : mais c'est précisément dans la
grande majorité des cas qu'elles conservent
leur intégrité et présentent même une activité
toute particulière.

Le degré d'activité de la peau, considérée
dans les secrétions qui lui sont propres, ou auxquelles elle sert d'intermédiaire, varie beau-

coup suivant les individus. Il y en a qui ignorent ce que c'est que la sueur. Cela ne veut pas dire que leur peau soit absolument inactive, mais seulement qu'elle demeure inerte comme organe de secrétion, et que, sans doute, d'autres voies sont ouvertes chez eux pour suppléer à son défaut d'activité dans ce sens. Il est un plus grand nombre d'individus qui ne transpirent jamais que fort peu, à quelque exercice qu'ils se livrent, et quelle que soit l'élévation de la température.

J'ai relevé exactement l'état des fonctions de la peau chez 183 diabétiques :

Sueurs normales......................	58 fois
— habituellement copieuses.....	42
— excessives....................	5
— plus abondantes qu'avant.....	5
Sueurs diminuées depuis l'apparition du diabète.......................	17
Peau peu active.....................	22
Absence de sueurs avant comme après la maladie......................	2
Peau habituellement sèche...........	17
Peau très-sèche, rugueuse...........	4
Sueurs amoindries ou disparues au début de la maladie, puis rétablies.	11
	183

L'amoindrissement de l'activité cutanée ne saurait donc être considérée comme un des

éléments essentiels de la production du diabète.

TROUBLES DE LA VISION. — AMBLYOPIE

Les troubles de la vision tiennent une place
considérable dans la sémiologie diabétique.

L'amblyopie est légère ou grave.

L'amblyopie légère consiste en général dans
une vision trouble, amoindrie. Les malades
s'en aperçoivent d'abord en lisant; il est rare
qu'il y ait des mouches volantes ou des perver-
sions de la vision. C'est quelquefois une apparence de brouillard. Ce qui caractérise surtout
ces phénomènes, c'est leur mobilité. En effet,
ils suivent souvent très-exactement les alternatives de la glycosurie. Lorsque l'intervention
d'un régime salutaire vient à amoindrir rapidement les symptômes diabétiques en même
temps que la glycosurie, la vue reprend quelquefois sa netteté en deux ou trois jours.
M. Lecorché a même vu la vision se troubler à
un haut point, après les repas, lorsque l'urine
renfermait davantage de sucre; et s'éclaircir
aux autres moments de la journée.

L'amblyopie grave appartient principalement aux diabètes considérables, avec grande
production de sucre, et durant déjà depuis

un temps assez long ; mais elle ne leur appartient pas nécessairement : et la maladie peut parcourir toutes ses périodes, sans qu'il soit survenu aucun désordre dans la vision. La vue s'amoindrit peu à peu, la lecture devient impossible, quelquefois la marche devient difficile à diriger. Arrivée à ce degré, l'amblyopie se confond avec l'amaurose, et la maladie oculaire suit sa marche ordinaire et présente les apparences connues de l'*amaurose oculaire* ou de l'amaurose rétinienne.

AMAIGRISSEMENT

L'amaigrissement est une des conséquences les plus ordinaires du diabète. Cet amaigrissement du diabète paraît s'opérer d'une manière assez particulière. Il ne s'exercerait pas sur la généralité des tissus, comme l'amaigrissement des maladies aiguës. Il s'exercerait d'une manière toute spéciale sur les couches graisseuses qui enveloppent les muscles et les viscères. Du moins il m'a paru qu'il en était ainsi. Les chairs s'amollissent, les masses musculaires se détachent, se dissèquent en quelque sorte d'une manière surtout manifeste aux bras et aux cuisses. Les parois abdominales s'amincissent, et le vide semble se faire dans la cavité de l'abdomen.

Le diabète s'adresse de préférence aux individus disposés ou livrés à l'obésité, en particulier à l'obésité abdominale. Aussi les changements subis par eux sont-ils très-saisissants. Ils fondent en quelque sorte et montrent le vide survenu dans leurs vêtements, naguère trop serrés, et qui, maintenant, flottent autour d'eux. C'est aux cuisses et au ventre que ces changements se laissent d'abord entrevoir. Le visage conserve plus longtemps sa rondeur, et il n'est pas rare de voir des diabétiques sensiblement amaigris, sans que leurs traits en portent l'empreinte bien marquée.

C'est dans les diabètes rapides, fébriles et tuberculisants des jeunes sujets, que l'on observe de véritables et promptes émaciations. On assiste encore à des amaigrissements considérables, mais lents et progressifs, chez les malades qui continuent de faire beaucoup de sucre. Quant à l'émaciation finale de la cachexie diabétique, on l'observe assez rarement parce que, comme j'aurai occasion de le dire ailleurs, on n'observe pas très-communément de véritables cachexies diabétiques. Les diabétiques résistants succombent presque toujours à des accidents qui viennent interrompre le cours naturel de leur maladie.

ANAPHRODISIE

L'anaphrodisie est une conséquence très-commune du diabète. Il faut prendre ce mot dans le sens de *frigidité*, plutôt que dans celui d'*impuissance*. Bien qu'à chacune de ces expressions ne réponde pas une définition très-précise, l'impuissance doit se reporter plutôt à un état radical, définitif, et la frigidité à une manière d'être actuelle, et qui n'engage pas l'avenir. Le terme **anaphrodisie** doit être pris à son tour comme l'a fait M. Fonssagrives, dans un sens générique, en l'appliquant à l'inaptitude génésique, à quelque maladie, anomalie ou infirmité qu'il faille la rattacher.

L'anaphrodisie des diabétiques est certainement un des phénomènes les plus curieux de cette maladie ; et je ne sais quelle explication on en pourrait donner, à moins qu'on ne la considère comme le résultat d'une véritable intoxication par le sucre que le sang renferme en une proportion inusitée et qui existe sans doute également dans la généralité des humeurs de l'économie. En effet, il n'existe aucune corrélation nécessaire entre elle et l'amaigrissement, l'atonie musculaire et les autres symptômes du diabète. Et je dois ajouter qu'elle ne paraît pas non plus se trouver en rapport avec la proportion de sucre contenue dans l'urine.

L'exaltation des facultés génésiques, signalée par Trousseau, au début du diabète, n'est point un phénomène ordinaire : je n'en ai jamais rencontré d'exemple. Ce que je puis assurer, c'est que l'anaphrodisie est au contraire, et très-ordinairement, un des premiers effets de la maladie, et quelquefois le premier qui fixe l'attention des malades. J'ai interrogé à ce sujet un grand nombre de diabétiques anaphrodisiques, et ils m'ont presque toujours affirmé que, dès le commencement de la maladie, ou avant même de se savoir malades, ils avaient remarqué un notable changement dans leurs aptitudes ou dans leurs sensations. Et l'on pourrait dire que c'est moins l'organe qui manque à la sensation, que la sensation qui fait défaut à l'organe. Le désir ne s'éveille plus que difficilement, ou à longs intervalles, ou incomplétement, puis il finit par disparaître, soit brusquement, soit peu à peu. La plupart n'attribuent pas d'abord cette situation nouvelle à un état morbide quelconque ; mais ils en cherchent la cause ou dans des abus antérieurs ou, s'ils ont atteint l'âge de retour, à une frigidité prématurée...

L'anaphrodisie n'est pas toujours définitive

chez les diabétiques ; il s'en faut de beaucoup. Elle suit les vicissitudes de la maladie, et se montre susceptible de retour comme elle. J'ai vu les facultés viriles recouvrer toute leur intégrité, après plusieurs mois de complète frigidité. Dans les diabètes à rémissions complètes et à rechutes alternatives, elles éprouvent des alternatives semblables. Cependant il est rare qu'elles reparaissent après une inertie d'une certaine durée ; et, passé un certain âge, il est rare également qu'elles recouvrent, même après la guérison complète ou relative du diabète, l'activité qu'elles avaient perdue.

L'anaphrodisie n'est pas non plus une conséquence nécessaire du diabète. Certains diabétiques conservent l'intégrité complète de leurs facultés génésiques ; seulement la prolongation de la maladie à un certain degré d'intensité, alors même que la santé générale n'en paraît pas très-profondément atteinte, finit presque toujours par entraîner une impuissance au moins prématurée.

J'ai cependant rencontré deux cas où les malades, dont les fonctions génésiques étaient demeurées intactes, se plaignaient en outre d'érections importunes la nuit, et que je dus essayer de tempérer. Mais ce sont là de ces cas en dehors, plus curieux encore qu'intéressants peut-être, et comme on en rencontre toujours quand on dépouille des observations nombreuses.

ÉTAT DES FORCES
ET TROUBLES DE L'INNERVATION

L'innervation est troublée d'une manière superficielle et à peine saisissable chez quelques diabétiques, mais d'une manière profonde chez la plupart d'entr'eux. C'est là un des sujets qui ont été le plus négligés par les auteurs qui ont décrit le diabète.

La faiblesse, ou mieux l'atonie musculaire, en est le caractèrele plus constant. C'est en même temps un des premiers effets du diabète. Lorsque le sucre existe en grande proportion dans l'urine, en même temps que les autres symptômes du diabète se caractérisent davantage, la perte des forces s'accentue. On n'est plus bon à rien. Les exercices un peu violents deviennent absolument impossibles. On cherche en vain à se retremper par une activité autrefois salutaire, la chasse, l'escrime, la gymnastique, l'équitation, la marche même : plus on y apporte d'énergie et de persévérance, plus on s'épuise en efforts vains, et il faut bien reconnaître qu'aucun artifice n'est capable de rendre à l'action musculaire un ressort qu'elle perd chaque jour davantage. C'est en vain également que l'on cherche, par une alimentation réparatrice, à compenser cette langueur qui vous envahit; les repas, loin de ranimer les forces qui s'éteignent, ne font qu'apporter un degré de plus de fatigue et d'impuissance. Je parle ici du diabète livré à lui-même et méconnu. Car si, comme nous le verrons plus loin, l'exercice représente un des termes les plus importants du traitement du diabète, c'est à la condition que la maladie ait été préalablement enrayée par l'intervention d'un régime et d'autres moyens appropriés. Dans le cas contraire, il ne fait qu'ajouter à l'épuisement, et les efforts que l'on cherche à opposer à la torpeur et à la faiblesse dont on se sent envahi ne peuvent qu'être nuisibles.

Les diabétiques accusent souvent une faiblesse particulière des membres inférieurs. Il faut l'attribuer sans doute à la difficulté de la marche qui fixe plutôt leur attention de ce côté. Je n'ai point vu l'amoindrissement de la motilité se localiser dans tel ou tel groupe de muscles, hormis dans un cas où la contractilité des muscles fléchisseurs des pieds se trouvait très-particulièrement atteinte.

Il existe souvent des crampes, quelquefois très-douloureuses, tout spécialement la nuit : je les ai toujours vues occuper les jambes ou les orteils. C'est même là un symptôme du diabète que je regarde comme très-fréquent. Depuis que j'ai porté mon attention sur ce sujet, je l'ai rencontré dans la grande majorité des cas.

Beaucoup de diabétiques se plaignent de douleurs dans les muscles, dans les jambes, les mollets, le tronc, la base du thorax, la région dorsale, lombaire quelquefois ; mais il n'y a rien de prédominant dans cette dernière région. Quelquefois aussi ils accusent des douleurs articulaires.

Quelques malades ressentent des engourdissements dans les membres inférieurs, dans les mains ; mais ce n'est pas commun. Il en est de même du refroidissement des extrémités : celles-ci sont plus souvent le siège d'une chaleur brûlante et incommode.

La prolongation du diabète ne paraît pas exercer d'influence notable sur la manière dont s'accomplissent les facultés intellectuelles. Les facultés affectives sont plus particulièrement atteintes ; mais on ne doit pas, en général, attribuer un caractère pathologique aux troubles que l'on remarque dans ce sens.

Beaucoup de diabétiques sont tristes, abattus, découragés. Il se comprend que l'insuffisance musculaire dont ils se sentent atteints, et surtout l'anaphrodisie que présentent un grand nombre d'entr'eux, soient propres à agir sur le moral. En outre, l'idée seule du diabète est pour beaucoup de personnes un sujet d'effroi, et je ne puis dire combien j'ai eu à soigner de diabétiques au sujet desquels leur entourage gardait et recommandait un secret impérieux sur la nature de leur maladie. Depuis quelques années cependant le public s'est familiarisé avec l'idée du diabète, et la multiplicité des cas répandus dans toutes les classes de la société a clairement démontré qu'il est un grand nombre de maladies plus redoutables, et que la guérison, ou plutôt l'atténuation considérable des accidents diabétiques, est des plus faciles à obtenir avec un peu de bonne volonté. Aussi, ce qu'on pouvait appeler autrefois la mélancolie diabétique devient-il de plus en plus rare. Je n'ai même guère rencontré de diabétiques véritablement hypochondriaques.

CARACTÈRES DE L'URINE

L'abondance des urines est un des symptômes les plus constants du diabète. Elle est en général en rapport avec la soif. L'ingestion d'une grande quantité de boissons en est une cause incontestable. M. Bouchardat pense que la proportion des urines est, de même que la soif, relative à la proportion des féculents ingérés et du sucre produit. Mais ces prévisions ne paraissent pas se réaliser avec exactitude. Je ne crois que, comme l'a dit Trousseau, « il n'est pas rare que le diabète sucré existe sans que la quantité des urines excède la proportion normale. » C'est là au contraire une circonstance très-rare. Mais ce qui ne l'est pas, c'est que l'exagération des urines se trouve beaucoup plus prononcée dans des cas où le sucre n'existe qu'en proportion modérée, que dans d'autres où il existe en proportion beaucoup plus considérable. J'ai fait plus haut une remarque semblable au sujet de la soif.

Il y a peut-être, dans la polyurie diabétique autre chose qu'un résultat direct de l'augmentation des boissons ou de la présence d'une quantité donnée de sucre dans le sang. L'innervation joue sans doute ici un rôle effectif, ainsi que dans la polyurie simple et non sucrée. L'action directe de l'innervation sur la proportion des urines, et particulièrement de l'eau qu'elles contiennent, se manifeste fréquemment dans les maladies nerveuses ou dans des circonstances purement fortuites.

La quantité des urines ne saurait excéder qu'accidentellement celle des boissons ingérées ; elle se montre ordinairement en proportion relative, assez exacte, avec ces dernières. Elle atteint dans la généralité des cas le chiffre de 4 à 8 litres par jour, mais le dépasse souvent, et l'on aurait compté jusqu'à 30 ou 40 litres par vingt-quatre heures. M. Contour dit qu'au début de la maladie l'abondance de l'urine n'offre rien de remarquable, mais que bientôt elle augmente progressivement, pour arriver à son maximum, alors que le diabète atteint lui-même un plus haut degré d'intensité. J'ai toujours vu au contraire que les urines avaient augmenté dès que la soif s'était fait sentir et que l'ingestion des boissons avait augmenté : et ce n'est que sur l'apparition simultanée de ces phénomènes connexes qu'il est permis d'établir le début de la maladie.

L'urine est pâle avec un œil verdâtre, offrant très-bien l'apparence du jus d'orange étendu d'eau, transparente, bien que légèrement louche, un peu mousseuse, mais bien moins que les urines albumineuses. Elle perd complétement son odeur urineuse et ne présente plus qu'une légère odeur fade, ou l'odeur spéciale qui a été signalée précédemment dans l'haleine. Sa saveur âcre, urineuse, disparaît également et prend un caractère douceâtre sucré ou plutôt miellé. En général, indépendamment de sa quantité, on la voit reprendre ou perdre de sa couleur ou de son odeur urineuse, suivant que le sucre s'y trouve en proportion notable ou tend à disparaître. Il est extrêmement rare de trouver du sucre, du moins en quantité significative, dans une urine offrant à un certain degré sa couleur ou son odeur normale. Mais qu'elle contienne 12 ou 15 grammes de sucre, ou 100 grammes, ses qualités physiques sont les mêmes, sauf que sa saveur sucrée est plus prononcée dans ce dernier cas.

Les taches déposées par l'urine sur le linge ou les vêtements laissent un dépôt blanchâtre, épais, sec, qui empèse le premier et abandonne sur les seconds des marques tout à fait caractéristiques. On en observe quelquefois autant sur le sol où l'urine a été répandue. Cette circonstance a été souvent remarquée par les malades à une époque encore très éloignée de celle où ils se sont décidés à consulter, et elle sert à marquer la date du début de la maladie.

La densité d'une urine glycosurique est toujours augmentée. La densité moyenne de l'urine normale est de 1,017, d'après A. Becquerel, entre 1,015 et 1,022. Elle atteint communément dans le diabète de 1,030 à 1,040, et M. Bourchardat l'a vue s'élever jusqu'à 1,074. Cette augmentation de la densité est constante dans la glycosurie ; mais elle ne saurait constituer à elle seule un signe de diabète, parce qu'elle peut dépendre de circonstances autres que la présence du sucre. Elle peut seulement, dans le cours d'un traitement, fournir des renseignements immédiats et assez exacts sur la proportion relative du sucre.

Les moyens que l'on emploie le plus souvent, pour constater et doser le sucre dans les urines des diabétiques, consistent dans l'usage des dissolutions de potasse, de soude, de chaux, le réactif de Trommer (sulfate de cuivre et de potasse en excès), la liqueur de Barreswil (cupro-tartrate de potasse), la liqueur de Fehling (cupro-tartrate de soude), l'emploi simultané du sous-azotate de bismuth et d'une solution de potasse caustique, l'aréomètre, le saccharimètre, etc. Nous renvoyons aux ouvrages spéciaux pour le détail des procédés analytiques à mettre en usage.

SYMPTOMES

DÉBUT DU DIABÈTE

On ne possède guère de documents relatifs
au début du diabète. Il y a là, en effet, une période, quelquefois fort longue, qui échappe à
l'observation médicale, qui lui échappait surtout à l'époque, encore très-rapprochée de
nous, où la maladie, ordinairement méconnue
pendant la majeure partie de son cours, ne se
laissait tout au plus constater qu'au moment
où ses conséquences avaient acquis un développement considérable.

Il n'est pas probable que nous assistions jamais au début du diabète. Lorsqu'une maladie
n'est pas douloureuse, qu'elle n'arrête pas le
malade, suivant l'expression vulgaire, on ne
consulte guère les médecins.

Or, le diabète n'est nullement douloureux.
Hormis quelques cas violents et rares, il n'ap-

porte pas précisément d'entrave aux habitudes et aux exigences de la vie : aussi les malades le laissent progresser, dans la plupart des cas, avec une résignation extrême. Lors même qu'ils se voient amaigrir, qu'ils perdent leurs forces, leurs facultés génésiques, que leur vue s'affaiblit, ils mettent tout cela sur le compte de la fatigue, des excès, des progrès de l'âge surtout ; et ce n'est souvent qu'après de longues années qu'ils se décident à demander des conseils ; ou bien ce n'est que fortuitement qu'un homme de l'art, ou la rencontre d'un cas analogue et patent, vient leur révéler l'affection dont ils se trouvent atteints.

Presque toujours la maladie débute avec l'ensemble des symptômes qui en sont les plus caractéristiques, lesquels sont, suivant leur degré relatif de fréquence, la soif, l'affaiblissement ou la courbature, l'amaigrissement, l'anaphrodisie et l'amblyopie. On a vu plus haut que l'importance attachée à la boulimie et à la sécheresse de la peau n'était point légitime ; et bien que ces deux circonstances occupent effectivement une certaine place dans la symptomalogie du diabète, elles font trop souvent défaut pour que j'aie pensé devoir leur demander des témoignages significatifs de l'existence de la maladie.

Dans un certain nombre de cas, la soif peut rester pendant assez longtemps, avec l'augmentation correspondante des urines, le seul symptôme apparent de la maladie. L'amaigrissement et l'affaiblissement peuvent faire défaut, ou se marquer à peine.

Enfin, il est des cas, beaucoup plus rares encore, où les symptômes ordinaires du diabète manquent, sauf quelque phénomène isolé, tel que l'amblyopie ou le prurit vulvaire, ou un anthrax ; ou bien ou l'amaigrissement ou l'affaiblissement précède le signe plus caractéristique de la soif. Et cependant l'urine peut être assez formellement glycosurique alors pour imprimer sur les vêtements des témoignages certains de la présence du sucre.

Dans la plupart des observations qui me servent dans cette étude, le début du diabète a paru s'opérer d'une manière graduelle. La majorité des malades ne pouvait fixer l'instant précis, le jour où la maladie avait apparu. Ceci n'a pas du reste une grande importance ou n'en aurait que s'il s'agissait de rattacher l'apparition de la maladie à quelque cause occasionnelle déterminée. Or, nous verrons plus loin, au chapitre de l'étiologie, qu'il est presque toujours impossible d'assigner une cause déterminante quelconque à la production du diabète ;

tout au plus est-il permis quelquefois de supposer des causes prédisposantes définissables. Il n'en est pas de même pour les recrudescences de la maladie : beaucoup de malades deviennent très-susceptibles à l'action des troubles affectifs, comme des écarts de régime, et rencontrent là des causes très-immédiates de l'exaspération des symptômes.

Cependant, j'ai observé quelques cas de développement rapide, aigu, en quelque sorte. Je ne parle pas ici de diabètes passagers : les manifestations de la maladie suivaient leur cours ultérieur avec des alternatives diverses. Quelquefois même, ce début a paru fébrile, ou du moins s'est accompagné d'accidents fébriles. Mais je n'ai jamais eu ces derniers exemples sous les yeux.

ÉTAT DU DIABÈTE

On distingue généralement dans le cours des maladies, et l'on comprend dans leur description, une *période d'état* qui succède à la période de début ou d'augment, et conduit à la période de déclin ou de terminaison.

Je commencerai par exposer le tableau général du diabète. Quand les moralistes entréprennent la peinture de l'un de ces caractères qu'ils s'attachent à représenter, pour en tirer quelque déduction pratique, ils ne manquent pas de le charger de toutes les iniquités, de peur de laisser dans l'ombre aucun des traits qui doivent assurer la ressemblance aux portraits qu'ils exposent. Je suivrai leur exemple dans le type qui va me servir à tracer l'histoire du diabète, rapprochant avec soin l'ensemble des symptômes de la maladie, et supposant ces derniers au complet. Les détails de sémiologie dans lesquels je suis entré plus haut me permettront de passer assez rapidement sur les principaux traits de cette étude, tout en en ajoutant certains qui n'ont pas trouvé de place dans l'étude précédente. Je supposerai la maladie livrée à elle-même ; l'influence qu'exerce sur ses caractères et sur sa marche l'intervention thérapeutique sera étudiée ultérieurement.

Un individu, offrant en général tous les caractères de la santé, est pris, sans cause connue, ou sous l'influence apparente de quelques circonstances qui seront exposées plus tard, d'une soif inaccoutumée.

Cette soif est dès le début excessive, ou bien elle n'atteint ce degré qu'au bout de quelques jours. Elle est souvent prononcée pendant les repas, où il faut avaler coup sur coup de grands verres de liquide. Dans l'intervalle des repas elle diminue. Elle revient quelquefois la nuit interrompre le sommeil. L'ingestion des liquides l'apaise ; mais au bout de peu de temps le besoin de boire se fait sentir de nouveau. Il faut bien savoir que les cas où la soif est incessante, et où les malades sont obligés de boire à tout instant, ne sont pas les plus communs dans le diabète. La plupart des diabétiques sont en état de maîtriser leur soif dans une certaine mesure, surtout à quelque distance des repas.

En même temps, l'appétit persiste. Il est en général très-satisfaisant. Beaucoup de diabétiques ont un grand appétit. Quant à la boulimie proprement dite, elle est rare. Il y a quelquefois des besoins de manger assez réitérés, mais qui se satisfont de peu de chose. Il est très rare que les diabétiques aient de ces appétits impossibles à satisfaire, et qui les forcent de manger à toute heure, dont on a rapporté quelques exemples pathologiques. Cela ne s'observe guère que chez de pauvres gens, qui ne trouvent chez eux que des repas insuffisants, pour la qualité comme pour la quantité des aliments. Du reste, tout leur est bon. Ils ne présentent guère d'appétence déterminée pour telle ou telle sorte d'aliments. Quant aux boissons sucrées, s'ils les recherchent, c'est, je pense, par suite de l'habitude que nous avons en France de sucrer nos boissons. J'ai vu un grand nombre d'anglais diabétiques. Ils ne buvaient que de la bière ou du brandy (eau-de-vie), étendu d'eau, sans sucre, et je n'ai jamais rencontré chez eux un seul exemple d'appétence pour les boissons sucrées. Cependant, il n'est pas rare de voir l'appétit se diminuer et même se perdre.

Bien que les digestions se fassent en général très-bien, on observe quelquefois de la dyspepsie. Celle-ci est rarement acide ou flatulente. Il s'agit le plus souvent de simple pesanteur à l'épigastre, rarement douloureuse, avec tendance congestive vers la tête. L'ingestion des aliments amène plutôt un sentiment de faiblesse et d'abattement que de bien-être et de réparation. Je n'ai rencontré qu'une exception à cette circonstance notable, c'est-à-dire un seul cas où les forces se relevaient après les repas.

Cependant après un temps variable, ordinairement assez court, quelquefois dès le principe, les malades éprouvent un sentiment indéfinissable de faiblesse ou de courbature. C'est d'abord quelque chose d'insensible ; la marche, les exercices physiques provoquent une fatigue inaccoutumée. On ne peut suffire en un mot qu'à une moindre dépense d'activité musculaire. Il semble seulement qu'on est moins bien disposé. Puis peu à peu, une véritable faiblesse s'empare du malade. Il est forcé de renoncer à ses habitudes, mais seulement à ses habitudes d'activité musculaire. Les facultés intellectuelles conservent ordinairement toute leur énergie. On peut travailler, on peut veiller ; mais il faut renoncer à tout exercice violent ; la marche elle-même ne peut se soutenir que dans de faibles limites. A ce sentiment de défaillance musculaire peuvent s'ajouter la courbature douloureuse, des tiraillements, des engourdissements dans les membres, dans les articulations, des douleurs dorsales ou lombaires, surtout des crampes dans les membres inférieurs, principalement la nuit. On observe beaucoup moins souvent le refroidissement des extrémités qu'on ne pourrait le penser.

L'affaiblissement musculaire ne suit pas toujours cette marche graduelle. J'ai vu des malades tomber dès le début dans un abattement extrême.

Parallèlement à l'amoindrissement des forces, il survient de l'amaigrissement ou, pour mieux dire, l'embonpoint diminue. Cependant ces deux circonstances ne marchent pas toujours ensemble. La diminution appréciable de l'embonpoint est plus tardive et moins constante que celle des forces. Je ne crois pas avoir vu de diabétiques maigrir sans se plaindre de fatigue et d'atonie ; mais on observe assez souvent de la courbature et de l'abattement musculaire, avant que l'amaigrissement ait commencé de paraître : mais il survient toujours à un moment quelconque.

Le diabète atteint de préférence des gens obèses : aussi voit-on beaucoup de diabétiques conserver encore un embonpoint en apparence satisfaisant. Cependant leur ventre est tombé ; leurs cuisses ne remplissent plus leur pantalon ; la peau, naguère distendue, se laisse plisser ; les chairs sont flasques. Alors même que les dimensions extérieures n'auraient pas sensiblement diminué, la mollesse des tissus, la souplesse du ventre, annoncent la disparition d'une partie des couches graisseuses qui enveloppent les muscles et remplissent l'abdomen. Quelquefois au contraire ces changements s'opèrent avec une grande rapidité ; les malades fondent en quelque sorte, et, de jour en jour, le vide se fait dans leurs vêtements. La face, qui maigrit ordinairement en dernier lieu, s'allonge, les joues pendent et les yeux s'enfoncent.

En même temps vue s'affaibit. Les malades ne voient plus de loin, ils cessent de distinguer les objets fins ; le lecture devient difficile ; il n'y a pas de berlue; de mouches volantes, la vue se trouble simplement, et elle se trouble en réalité plus qu'elle ne se raccourcit. J'ai observé dans quelques cas rares de la presbytie. L'amblyopie est en général égale des deux yeux ; cependant on a constaté quelquefois de la diplopie.

Les autres sens demeurent habituellement intacts ; ce n'est que dans des cas rares que l'on remarque des altérations particulières de l'odorat ou du goût. Cependant, j'ai vu ce dernier disparaître, alors même que l'appétit était conservé. Quelques malades se plaignent encore d'un mauvais goût qu'ils ne définissent pas. Un nombre beaucoup plus grand éprouvent habituellement une saveur sucrée.

L'anaphrodisie ou la frigidité accompagne ordinairement le diabète. Je ne sais point si le sens génital se perd également chez les femmes. Mais chez les hommes, les désirs s'affaiblissent, puis s'éteignent, et les organes génitaux refusent de répondre aux excitations auxquelles ils peuvent être soumis. Ici encore, la disparition des facultés génésiques est quelquefois soudaine et complète ; plus souvent d'abord incomplète et graduelle, mais généralement assez rapide ; et leur conservation est une exception.

Quel que puisse être le rapport proportionnel exact entre la quantité de liquide ingéré, et celle des urines rendues, et que celle-ci doive ou non excéder la première, il est certain que la polyurie est généralement en raison de la soif et des boissons introduites, et qu'elle est faiblement prononcée chez les diabétiques qui boivent peu ou modérément, soit que leur soif ne soit pas excessive, soit qu'ils parviennent à la surmonter.

La quantité des urines est donc presque toujours considérable, et l'on a reconnu plus d'un diabétique à l'inspection fortuite d'un vase de nuit, contenant à plein bord une urine décolorée, sans odeur, légèrement louche et un peu mousseuse.

Les diabétiques sont quelquefois fort tourmentés par cette polyurie. Lorsqu'ils ne font qu'uriner très-abondamment à la fois, il n'y a pas grand inconvénient à cela. Mais souvent la miction est très-rapprochée, se répète à chaque instant, ce qui est une gêne considérable le jour, et une cause d'insomnie et de fatigue la nuit. Ces urines réitérées la nuit, même chez les malades qui ne boivent pas une fois couchés, proviennent ordinairement des liquides ingérés en quantité pendant la soirée. Mais elles reconnaissent encore une autre cause.

L'urine chargée de sucre paraît, chez quelques individus, irritante pour la membrane muqueuse urinaire. C'est le pendant des irritations vulvaires qui sont si communes chez les femmes et un grand sujet de tourment chez elles. Faut-il attribuer, avec Friedreich, une influence irritative aux productions confervoïdes qui se déposent dans les replis de la muqueuse ?

La vessie est quelquefois douloureuse, ce qui peut tenir également au travail considérable qui lui est imposé, et à la distension qu'elle a à subir. Mais on observe quelquefois aussi de l'ardeur au col de la vessie et le long du canal de l'urèthre, avec rougeur du méat et un peu de sécrétion muqueuse. Ceci doit être attribué aux causes d'irritation que j'ai signalées tout-à-l'heure. Du reste, ces symptômes que je trouve assez marqués dans quelques observations publiées, je les ai très-rarement observés moi-même.

J'ai parlé tout-à-l'heure des cas rares où la muqueuse uréthrale, chez l'homme, paraît se ressentir du passage habituel d'un liquide fortement sucré, peut-être du dépôt de matières confervoïdes. Le prurit vulvaire est au contraire excessivement commun. C'est M. Hervez de Chégoin, et aussi mon ami, M. Lambron, qui ont les premiers fixé l'attention sur cette circonstance. M. Hervez de Chégoin avait même été porté à penser, d'après les premières observations qu'il avait recueillies, que c'était un phénomène constant chez les femmes diabétiques. Mais cela n'est pas. Il est du reste nécessaire, si l'on veut se faire une idée exacte de sa fréquence, d'interroger les malades sur ce sujet, car toutes ne s'en plaignent pas spontanément.

Le prurit vulvaire est certainement assez fréquent pour être rangé, non parmi les complications, mais dans les symptômes du diabète. On sait quel état insupportable et douloureux il entretient chez les femmes qui en sont atteintes. Une de ses conséquences les plus graves est la privation de sommeil et le développement d'un état névropathique prononcé; et, dans certains cas, il ne prend pas moins de part que l'état glycosurique lui-même à l'amaigrissement et à l'affaiblissement des malades. Je n'ai pas remarqué que ce prurit entretînt un écoulement particulier: mais il s'accompagne quelquefois d'une éruption éczémateuse des cuisses et des fesses, qui vient encore accroître les souffrances qu'il occasionne.

Il ne m'a pas semblé que le diabète exerçât une influence marquée sur la menstruation. La plupart des malades que j'ai observées étaient bien réglées, quoique la maladie datât, dans les observations que j'ai sous les yeux, de deux à trois ans. Même chez des jeunes filles, dont la santé n'était pas encore très-altérée, il est vrai, les règles étaient régulières. Je n'ai non plus reconnu, dans aucun cas, de relation apparente entre l'apparition du diabète et la ménopause chez les femmes, en assez grand nombre, parvenues à l'âge de retour, que j'ai interrogées à ce sujet. Les femmes diabétiques ne paraissent ni plus ni moins leucorrhéiques que les autres.

Mais lorsque des femmes encore jeunes sont atteintes du diabète, et que la maladie poursuit son cours pendant un temps prolongé; que l'affaiblissement et l'amaigrissement ont atteint un degré considérable, enfin que l'état cachectique se dessine, la menstruation s'altère comme les autres fonctions, et il survient de la dysménorrhée, ou une aménorrhée complète. Il en est toujours ainsi chez les jeunes filles, chez qui la maladie marche en général avec une rapidité inconnue aux autres époques de la vie, et menace toujours d'aboutir promptement à la tuberculisation.

Cependant la maladie suit son cours, pendant des mois ou des années, avec des alternatives diverses, que je me bornerai à indiquer ici.

La soif continue de se faire sentir au même degré, ou bien elle diminue et fait place à une sécheresse de la bouche, qui est surtout marquée le matin au réveil, ou bien après le repas. Cette sécheresse est absolue, la muqueuse buccale est aride, la langue dure et rugueuse; ou bien celle-ci est visqueuse et collante, et les mouvements de la langue produisent un bruit tout particulier. L'articulation des sons est difficile, ou même impossible, tant que la muqueuse buccale n'a pas été humectée avec de l'eau, qu'il n'est pas toujours nécessaire d'avaler, mais qu'il faut tenir longtemps dans la bouche. En même temps, les dents s'ébranlent, les gencives se retirent en se ramollissant, et les laissent déchaussées, et elles tombent sans douleur et sans altération, ou elles se carient successivement et rapidement. La langue se creuse de sillons longitudinaux, et souvent une mousse blanche et fine se dépose à sa surface. Chez quelques malades, les gencives sont molles et saignantes comme dans le scorbut ; mais c'est le cas le plus rare.

Il y a des diabétiques, parmi les obèses surtout, chez qui la disparition du tissu adipeux ne s'opère que lentement, et ce n'est qu'au bout d'un temps très-long que survient un amaigrissement absolu. Il en est de même des forces qui résistent plus ou moins. Aucune règle ne peut être établie relativement aux progrès de l'amaigrissement et de l'affaiblissement, qui suivent une marche lente ou rapide suivant les cas.

Quelquefois la maladie subit des temps d'arrêt, ou plutôt des ralentissements, puis offre des exaspérations, sans explication apparente, ou sous l'influence de circonstances extérieures, se rattachant au genre de vie, aux habitudes diététiques ou aux conditions affectives.

Mais l'agénésie demeure absolue. La vue baisse peu à peu. Le teint devient blême, les traits se tirent à mesure que la face s'émacie. La langueur et la tristesse se peignent sur la physionomie. L'intelligence demeure généralement intacte ; mais le caractère s'altère, s'aigrit, le moral perd son énergie.

Enfin, la cachexie poursuit son cours. L'émaciation devient extrême, l'anéantissement des forces absolu. L'appétit se perd, et les digestions deviennent laborieuses. La constipation, qui est loin d'être constante pendant le cours de la maladie, devient considérable ou alterne avec la diarrhée. La peau devient absolument sèche et écailleuse, et, si quelque complication ou quelque accident ne vient mettre un terme à une existence devenue très-misérable, les signes de la tuberculisation pulmonaire viennent annoncer le dernier terme de la maladie, et, par leur progression généralement rapide, répondent à la marche, quelquefois aiguë et foudroyante, mais ordinairement rapide, des altérations tuberculeuses. Le sucre diminue considérablement ou disparaît pendant les dernières périodes de la maladie, comme en général pendant les complications fébriles qui sont survenues pendant son cours.

Je viens d'indiquer succinctement le mode le plus ordinaire de terminaison de la *cachexie* diabétique, alors que la maladie, abandonnée à elle-même, suit son cours sans avoir été modifiée par aucune action thérapeutique, ou sans avoir été interrompue par quelqu'un des incidents qu'il reste à étudier. Mais j'ai déjà fait remarquer que les cas où le diabète suit une telle marche sont de beaucoup les plus rares.

ACCIDENTS DU DIABÈTE

On doit entendre par *accidents du diabète* des états pathologiques qui se déterminent sous l'action directe de la maladie et des conditions organiques qui ont présidé à sa naissance. Ils pourraient jusqu'à un certain point être considérés comme de véritables symptômes : mais ce ne sont point des sympômes absolus, car ces mêmes états pathologiques peuvent se développer dans des circonstances toutes différentes. Ce ne sont pas non plus des symptômes nécessaires, car ils font souvent défaut. Cependant ils sont la conséquence immédiate de l'anomalie qui domine l'état organique tout entier, et leur présence peut suffire à en révéler l'existence, si les signes qui lui appartiennent plus essentiellement étaient demeurés obscurs ou avaient jusqu'alors échappé à l'observation.

Il importe de distinguer les accidents des

complications. Celles-ci sont purement fortuites et ne reconnaissent aucune liaison, ou ne reconnaissent que des liaisons très-indirectes, avec les conditions organiques auxquelles elles viennent s'ajouter.

Cependant il faut reconnaître que, dans certains cas, la distinction ne sera pas absolument facile à établir. En effet, de simples complications peuvent trouver une prédisposition manifeste dans l'anomalie prééxistante et lui devoir en réalité leur apparition ; mais elles ne lui empruntent en réalité aucun caractère spécial. Ce sont des actes pathologiques qui ont rencontré dans l'organisme des circonstances favorables à leur développement, mais des circonstances communes à bien d'autres états constitutionnels, de nature toute différente.

Les accidents du diabète intéressent généralement à un haut point le pronostic de cette affection ; ils peuvent dans quelques circonstances servir à en éclairer le diagnostic, ou pour mieux dire, mettre sur la voie de son existence ; leur prévision ne doit pas être négligée dans les règles de conduite qui peuvent être prescrites aux diabétiques. Je crois donc devoir entrer dans des détails assez circonstanciés à leur sujet.

ACCIDENTS GANGRÉNEUX DU DIABÈTE

Cette étude comprendra les *accidents gangréneux* et la *cataracte*.

Il y a toute une classe de faits pathologiques qui se spécialisent par leurs caractères, ou au moins par leur tendance gangréneuse : ce sont les *furoncles*, les *anthrax* et les *gangrènes* proprement dites (gangrènes dites spontanées).

Lès anciens auteurs avaient signalé depuis longtemps la coïncidence de lésions antracoïdes et de gangrènes avec le diabète. Mais c'est à un écrivain contemporain que nous devons la connaissance précise des relations étroites qui existent entre les gangrènes et l'affection diabétique, et M. Marchal (de Calvi) a attaché son nom à l'histoire des gangrènes diabétiques.

FURONCLES

Les furoncles, qui sont une lésion à tendance gangréneuse elle-même, se montrent tantôt isolés et tantôt multiplés, et alors par apparitions successives ou simultanées : ce sont dans ce dernier cas des éruptions furonculeuses.

On ne saurait dire que les furoncles soient précisément très-communs chez les diabétiques ; et encore est-il permis de douter si quelques furoncles isolés, ou éloignés', que peuvent montrer des diabétiques, dépendent avec certitude de l'état glycoémique. Il ne faut pas toujours se hâter de faire remonter en ligne directe à un état constitutionnel prédominant tous les actes pathologiques qui peuvent survenir sous son règne.

Les furoncles sont un accident très-fréquent, qui dépend souvent de conditions de l'organisme générales, mais passagères, et auxquelles la dénomination de constitutionnelles ne saurait s'appliquer justement : et il faut bien admettre en même temps que le diabète ne saurait être considéré comme un préservatif de ces sortes de furoncles.

Cependant j'ai observé aussi des furoncles manifestement diabétiques ; ainsi chez des individus qui faisaient remonter une habitude furonculeuse à une époque exactement correspondante à celle que pouvait revendiquer le début de leur diabète. Les furoncles, suivant M. Marchal (de Calvi), commenceraient généralement la série des accidents gangréneux.

ANTHRAX

L'anthrax est le plus souvent unique. Cependant il peut s'en former plusieurs, soit simultanément, soit consécutivement. Un diabétique cité par M. Jordao en a eu jusqu'à vingt-deux : mais il est probable que c'était plutôt des furoncles gangréneux.

L'anthrax diabétique, comme l'anthrax en général, se forme de deux manières: ou il existe, dès le principe, une seule tumeur, que l'on prend d'abord pour un furoncle et qui grossit insensiblement: ou plusieurs furoncles se rapprochent de manière à former une tumeur unique, qui peut encore s'étendre.

L'anthax diabétique ne paraît pas une lésion très-fréquente. Sa guérison est la règle suivant M. Marchal (de Calvi), et, si un certain nombre des malades dont il a rapporté l'histoire ont succombé à une époque assez rapprochée, un seul, observé par M. Leudet, paraît être mort du fait même d'un vaste anthrax à la nuque.

Le traitement préconisé par M. Marchal (de Calvi) est l'enduit imperméable au collodion du docteur Robert Latour. Il applique plusieurs couches de cet enduit sur la base de la tumeur, en en dépassant de beaucoup les limites, mais en préservant le centre, destiné à la destruction. Deux effets se produisent d'une manière frappante ; la repression de l'inflammation à la circonférence de l'anthrax, et sa concentration vers le sommet où le travail de désorganisation se précipite visiblement. On y aide encore par des maturatifs, ainsi des cataplasmes d'oseille et de saindoux, auxquels on ajoute un ou deux jaunes d'œuf. Quand le centre est ramolli, on y plonge le bistouri largement. Il sort du pus et des lambeaux de tissu cellulaire. Une solution d'iode promenée dans le foyer au moyen d'un fort pinceau fait d'une tige de bois à l'extrémité de laquelle on roule de la ouate de coton sert merveilleusement à le nettoyer, et en même temps à rapprocher les parois de l'excavation (1).

GANGRÈNE DIABÉTIQUE

Il est difficile de se faire une idée quelque peu précise de la fréquence des lésions gangréneuses proprement dites dans le diabète. Aujourd'hui que l'attention est généralement

(1) Marchal (de Calvi). *Recherches sur les accidents diabétiques*, p. 291.

éveillée sur ce sujet, la pratique des chirurgiens sera surtout propre à en multiplier les
exemples, attendu que l'importance d'un tel
accident dominera généralement la considé-
ration des circonstances pathologiques qui lui
auront donné naissance.

La gangrène diabétique se présente sous
deux formes principales : eschares *superficielles*, et gangrène *profonde*, sèche ou humide.
Ces deux formes se montrent quelquefois simultanément ; mais la première peut exister
seule, et, ne fût-ce qu'au point de vue du pronostic, il importe de la considérer à part.

Gangrène superficielle.

Il est une forme assez rare et curieuse de
gangrène superficielle de la peau, qui consiste
en une sorte d'éruption gangréneuse par points
multipliés.

M. Marchal (de Calvi) résume ainsi les observations de gangrène superficielle qu'il a
rassemblées.

L'épaisseur de l'eschare varie beaucoup.
Elle n'atteint quelquefois que les couches superficielles de la peau, et ne laisse qu'une simple exulcération, et même se dessèche, se flé-
trit et s'exfolie, sans laisser de plaie. D'au-

tres fois, elle envahit toute l'épaisseur du derme dont elle enlève un morceau comme par un emporte-pièce, ou même elle comprend le tissu cellulaire, un tendon, et s'étend jusqu'aux os.

Le mode d'apparition varie. Des points d'un rouge vif se montrent, occasionnent une démangeaison vive et brûlante; le malade se gratte jusqu'au sang : alors une croûte se forme, laissant, à sa chute, une tache rouge avec dépression. — Une douleur comparable à celle de la brûlure se fait sentir à l'extrémité d'un orteil; une plaque livide se forme, et une eschare comprenant toute l'épaisseur des parties molles succède à cette tache livide. — Les orteils subissent une diminution de chaleur et de sensibilité, puis il se forme de petites phlyctènes, — ou une douleur se fait sentir, semblable à celle d'un cor. — Une gangrène de l'orteil avait été précédée d'indicibles douleurs, s'irradiant jusques dans la jambe.

L'eschare peut être le point de départ d'une inflammation s'étendant à certaine distance, et qui se traduit par un gonflement édémateux, ou par une rougeur érysipélateuse avec œdème.

Généralement l'eschare ne s'étend pas; elle est quelquefois cependant progressive ou en-

vahissante, et laisse parfois à sa place un
ulcère toujours et nécessairement grandissant.
Elle peut se détacher très-promptement, et on
l'a vue, dès le quatrième jour, en voie d'élimination. D'autres fois, elle tarde indéfiniment
à se détacher. L'eschare détachée, il reste une
plaie suppurante, et c'est ainsi que se forme
communément l'ulcère diabétique. Les eschares diabétiques laissent des cicatrices d'un rouge violâtre ou livide (1).

D'après deux faits observés par Alquié, le
traitement thermal de Vichy a paru très-favo-
rable à l'évolution et à la réparation de ces
gangrènes superficielles. Mais il faut toujours
en pareil cas se méfier beaucoup des bains minéraux actifs, qui risquent de déterminer ou
d'accroître l'inflammation dans les parties
gangrénées, circonstance qu'il faut redouter
par dessus tout; ceci s'applique aux bains de
Vichy, et surtout aux bains sulfureux.

Gangrène profonde ou sphacèle diabétique.

La gangrène superficielle qui vient d'être
décrite devient quelquefois profonde et en-

---

(1) Marchal (de Calvi). *Recherches sur les accidents diabétiques,* p. 265 et suivantes.

traîne de vastes désorganisations. Ou encore, elle saisit d'emblée toute l'épaisseur d'une partie; mais ceci ne s'observe guère qu'aux orteils.

Dans la plupart des cas, le sphacèle a son siège aux extrémités inférieures et c'est là pareillement que se sont présentées, sauf un très petit nombre d'exceptions, les gangrènes sous formes d'eschares. Nous avons bien enregistré des exemples de gangrènes aux extrémités supérieures ; mais, dans ces exemples, l'élément inflammatoire n'est pas seulement initial, il est encore prédominant ; en d'autres termes, il s'agit là de phlegmons diffus gangréneux et non de gangrènes proprememt dites. Du reste, entre le phlegmon diffus gangréneux et la gangrène proprement dite, il y a des nuances plus ou moins marquées et des degrés, mais non des différences radicales.

Toujours est-il que la gangrène elle-même, tant sous la forme d'eschare qu'au degré de sphacèle, affecte presque exclusivement les extrémités inférieures. Cela dépend-il de ce que le poids du corps et les fatigues de la marche, ajoutant leur influence à celle de la cause générale, fixent aux extrémités inférieures les manifestations les plus accusées ? Faut-il aussi faire intervenir les refroidissements fréquents auxquels les pieds sont exposés ?

Les symptômes du sphacèle se réduisent à ses caractères physiques, qui varient. Un orteil sera sec, ridé, carbonisé, ce qui constitue la gangrène sèche ; ailleurs, un orteil sera livide, froid, insensible. Mais le sphacèle peut être moins caractérisé, moins complet, si l'on peut s'exprimer ainsi. Assurément, il n'y a pas de degrés dans la mort ; mais je veux dire que la partie attaquée n'est pas mortifiée dans toute son étendue ; le phlegmon diffus en occupe quelques points. Ainsi, dans un cas de M. Musset, le pied sphacelé fondait en suppuration ; or, une partie morte ne suppure pas.

L'élimination, dans le sphacèle, en général, s'opère en vertu de deux circonstances, dont une est généralement négligée par les auteurs. Il s'agit du détachement et de la destruction des parties mortes, qui se produit chez le vivant comme elle se produit dans le cadavre. Seulement, à raison des conditions particulières, il peut arriver que la partie morte, au lieu de se détruire, se momifie et se conserve, comme il arrive au cadavre de se momifier dans certains cas. L'autre circonstance est cette inflammation éliminatoire qui semble exprimer l'horreur du vif pour le mort. Dans un fait de M. Gimelle, les parties molles gangrénées tombèrent en six jours, et il ne resta de l'orteil (le petit) que les phalanges et les tendons. L'élimination fut encore plus rapide dans un cas de M. Champouillon.

Après l'élimination, il reste une plaie qui peut se cicatriser, mais qui peut aussi revêtir le caractère ulcéreux phagédénique, comme dans un cas dû à M. Gimelle, où « malgré les soins les plus assidus, malgré toutes les précautions hygiéniques, » le pied fut dévoré dans l'espace de trois mois par une irrésistible ulcération. (1)

On a observé chez les diabétiques des phlegmons circonscrits ou abcès, phlegmons diffus, sous-cutanés ou sous-aponévrotiques, que M. Marchal (de Calvi) a étudiés avec son attention habituelle, et dont il a rapporté des exemples. Ces phlegmons restent quelquefois simples, mais le plus souvent deviennent gangréneux.

Je ne suis pas certain que les phlegmons simples, circonscrits ou diffus, doivent être rangés parmi les *accidents* proprements dits du diabète, c'est-à-dire parmi les conséquences directes et immédiates de l'état glycoémique. Je les considère, jusqu'à plus ample information, comme de simples complications, sans vouloir contester cependant que l'état glycoémique ne

____

(1) Marchal (de Calvi). *Recherches sur les accidents diabétiques*, p. 334 à 339.

puisse y prédisposer dans une certaine mesure.

Mais le phlegmon gangréneux appartient absolument aux faits qui se trouvent compris dans ce chapitre. Nous pourrions même nous demander si ce n'est pas le phlegmon gangréneux que nous venons d'étudier dans les pages qui précèdent.

La gangrène diabétique se présente quelquefois sous une forme sèche, exctement comme la gangrène sénile proprement dite, laquelle reconnaît pour cause directe un trouble de la circulation artérielle, résultant le plus souvent d'une altération des artères, mais remontant quelquefois plus haut, à une altération du cœur. Mais c'est là le cas le plus rare. M. Marchal (de Calvi) a parfaitement démontré que la gangrène diabétique est une gangrène inflammatoire, c'est-à-dire le résultat d'une inflammation du tissu cellulaire et des capillaires qui s'y répandent, avec tendance gangréneuse.

En résumé la gangrène diabétique représente une forme très-déterminée de la gangrène spontanée, ou pour mieux dire, de la gangrène non traumatique, et bien distincte de la gangrène dite sénile. Car l'existence reconnue de la gangrène diabétique inflammatoire ne contredit en rien la légitimité de la gangrène sénile, due à l'interruption, par des altérations immédiates ou éloignées, de la circulation artérielle, comme l'avait pensé M. Musset (1).

La gangrène diabétique est certainement un accident grave, moins cependant qu'on ne pourrait le penser, au moins pour ses suites immédiates. Et, en réalité, le pronostic dépend ici beaucoup moins de la gangrène elle-même que du phlegmon qui lui sert de base.

Considérée en elle-même, la gangrène diabétique ne présente pas ordinairement une tendance prononcée à se propager. Elle se limite volontiers, soit à une extrémité, comme à un orteil, soit à quelque point superficiel et circonscrit. D'un autre côté, la santé générale ne paraît pas se ressentir à un haut degré de sa présence. Elle n'est pas précisément très-infectieuse. On voit, dans les observations publiées sur ce sujet, des exemples d'individus portant d'anciennes cicatrices de gangrène, sans avoir éprouvé de troubles sérieux dans la santé. La gravité de ces gangrènes des extrémités, sphacèle des orteils en général, ou de ces gangrènes superficielles, provient surtout de leur facilité à récidiver, à une époque éloignée peut-être, mais à une époque quelconque, et ces

(1) Musset. *De la Gangrène glycémique et du Diabète*, in *Union médicale*, 1868, t. III, p. 518.

récidives sont, en général, beaucoup plus dangereuses que la première apparition.

Il est digne de remarque encore que la gangrène diabétique peut guérir, alors même que la maladie, demeurant ignorée, n'a point été soumise à un traitement rationnel. Cependant, c'est là une circonstance qui ajoute beaucoup à la gravité du pronostic, et l'on peut affirmer que l'issue heureuse des accidents est alors un fait exceptionnel. Il arrive beaucoup plus souvent de voir les accidents inflammatoires, lorsqu'ils ne suivaient pas une marche violente et irrésistible, et les progrès de la gangrène, céder manifestement à l'influence d'un traitement général méthodique, lorsque celui-ci vient à être introduit pour la première fois. Et peut-être la guérison de la gangrène s'obtient-elle plus facilement alors que lorsque, survenant chez un malade depuis longtemps en traitement, il n'est plus possible de soumettre l'économie à un changement favorable.

Telle est en effet la première indication qui se présente, lorsque l'affection diabétique n'est reconnue qu'à l'occasion des accidents gangréneux : réduire immédiatement l'état glycosurique à l'aide des ressources que l'hygiène et la thérapeutique mettent à notre disposition.

Je me contenterai de signaler l'indication des toniques, du quinquina, du fer, des vins généreux, indication qui se rapportera d'une manière générale à l'état diabétique, et ensuite d'une manière particulière à la disposition gangréneuse. L'emploi de ces médicaments sera subordonné aux circonstances particulières, et il est évident que l'on devra tenir compte, par exemple, de l'acuité fébrile des accidents.

Le traitement local n'est autre que le traitement ordinaire des phlegmons aigus et franchement inflammatoires et des gangrènes. Il est très-important de ne pas se laisser préoccuper exclusivement par le caractére gangréneux qui marque souvent les débuts mêmes de l'accident et de porter une égale attention à l'inflammation des tissus. Il faut insister, tant qu'il est nécessaire, sur les émolliens, et rejeter les applications irritantes et les bains stimulants. Dans les cas même les moins aigus en apparence, les onguents populaires auxquels les malades recourent si volontiers, surtout sur un mal peu douloureux encore, ont souvent été fort nuisibles.

Quant l'état gangréneux domine, les balsamiques trouvent leur indication, aussi la poudre de quinquina qui, employée largement, est en pareil cas un des meilleurs toniques, et les désinfectants, parmi lesquels le permanganate de potasse, très-recommandé par M. Demarquay, offre de grands avantages. Il est d'un prix peu élevé, n'altère pas le linge et n'a pas d'odeur par lui-même. M. Demarquay l'emploie dissous dans l'eau commune, dans la proportion de cinq à vingt-cinq pour cent.

Quant au traitement chirurgical de ces plaies elles-mêmes, on détachera avec soin les parties mortifiées, mais on sera sobre d'incisions et on s'attachera à limiter les débridements aux parties non douloureuses et qui ne laissent pas échapper de sang. Ceci ne s'applique pourtant pas aux débuts, où, lorsque l'inflammation marche du dedans au dehors, de larges incisions peuvent être nécessaires pour empêcher le pus de séjourner et de fuser entre les tissus, et donner jour aux parties mortifiées.

Quant à l'opportunité de l'amputation dans les gangrènes diabétiques, soumise par M. Verneuil aux délibérations de la Société de chirurgie (1), elle n'a point été résolue et ne pouvait l'être, cette question étant encore trop nouvelle pour la plupart des chirurgiens.

______

(1) *Séances de la Société impériale de chirurgie*, in *Union médicale*, 1866, t. XXXII, p. 444, 462, 491 et 510.

On ne connaît jusqu'ici qu'un cas avéré d'amputation pratiquée avec succès dans une gangrène diabétique, par M. Musset. Ce fait démontre l'innocuité possible d'une telle opération, mais ne saurait suffire pour indiquer une ligne de conduite.

CATARACTE

Bien qu'infiniment moins fréquente que l'amblyopie, la cataracte paraît devoir être considérée sans conteste comme une des conséquences possibles du diabète. Cependant on ne saurait y voir, à proprement parler, une manifestation symptomatique de cette maladie, au même titre que les phénomènes amblyopiques. C'est plutôt un *accident* du diabète, dont on ne peut que conjecturer le mode de production, mais dont on ne saurait mettre en doute la dépendance où il se trouve de l'affection générale que nous étudions.

La cataracte diabétique présente plusieurs circonstances frappantes : l'âge peu avancé des sujets qu'elle atteint, sa plus grande fréquence chez l'homme, la rapidité de sa marche et la forme (molle) de l'altération du cristallin.

La cataracte ordinaire se rencontre plus

souvent chez la femme, et se rencontre généralement entre 60 et 70 ans (Desmarres). La cataracte diabétique est plus commune chez l'homme, ce qui s'explique par la plus grande fréquence du diabète dans ce sexe, et c'est de vingt-cinq à quarante ans qu'elle se montre surtout.

L'apparition de la cataracte a été quelquefois précédée de névralgies temporales ou sus-orbitaires, ou encore de fièvres intermittentes, généralement rebelles au quinquina; mais plus souvent par de l'amblyopie légère, passagère ou définitive, ou par de l'amblyopie grave.

La cataracte diabétique marche quelquefois avec une rapidité surprenante, se complétant en quelques semaines, ou même en quelques jours, tandis que la cataracte ordinaire met des mois et même des années à atteindre son développement complet.

M. Marchal (de Calvi) a exposé les indications du traitement chirurgical de la cataracte diabétique.

Deux conditions sont indispensables au succès de l'opération, l'une locale et commune à toutes les cataractes, l'autre générale et propre à la cataracte diabétique. La condition locale et commune est que la rétine ait conservé sa sensibilité, ou, plus généralement, qu'il n'existe

aucune autre lésion de l'œil qui, la cataracte
opérée, puisse maintenir irrémédiablement la
perte de la vue. La condition générale et propre
est que l'on ait fait cesser la glycosurie, ou
au moins qu'on l'ait réduite très-notablement
par le traitement anti-diabétique.

M. Desmarres exige qu'il n'y ait plus de
sucre dans les urines. Malheureusement, dans
quelques cas, malgré le traitement anti-diabétique le plus complet, on ne peut obtenir ce
résultat. Faudrait-il alors ne pas opérer et se
refuser absolument aux supplications du malade? Je ne le crois pas, et il doit suffire qu'il
y ait une très-notable diminution de la glycosurie.

CHAPITRE IV

DURÉE DU DIABÈTE

Il est aussi difficile d'assigner une durée moyenne au diabète qu'à la goutte.

Quand une fois le diabète s'est emparé d'un individu, il le tient en général, pendant le reste de sa vie, sous sa domination ; seulement, comme ces diabètes, auxquels la déno_mination de diabètes diathésiques convient parfaitement, ne débutent le plus souvent qu'à une époque assez avancée de la vie, la somme de leur durée est moins longue que celle de la goutte, dont les premières manifestations sont généralement plus précoces.

Cependant Griesinger a établi, d'après 225

cas de diabète, que la durée moyenne de la maladie serait de deux à trois ans. Je doute que ceci soit exact. Peut-être ce chiffre se rapporte-t-il au diabète abandonné à lui-même. Mais la durée moyenne du diabète pris hors des hôpitaux, et traité, est beaucoup plus longue.

Il y a des diabètes qui offrent une durée limitée. C'est une maladie accidentelle qui se dissipe après un certain temps. Cela se rencontre également dans l'ordre de faits qui se rapportent à la diathèse urique.

Il est des individus qui ont eu la gravelle urique à une certaine époque de leur vie. Ils ont eu des coliques néphrétiques et ont rendu des graviers. J'ai rencontré des cas où des accidents de ce genre remontaient à une époque très-éloignée, et ne s'étaient plus montrés. Et rien n'autorisait à supposer qu'il s'agît d'une simple transformation de la diathèse, c'est-à-dire qu'aucun autre acte pathologique n'avait remplacé les phénomènes disparus.

J'ai vu des sujets qui, plusieurs années auparavant, avaient été diabétiques pendant plusieurs mois et jouissaient depuis d'une bonne santé. Un si long intervalle n'a point le caractère d'une simple suspension. Cependant il faut reconnaître que des années se passent quelquefois entre un premier accès de goutte et des accès subséquents. J'en ai rencontré un plus grand nombre chez qui le diabète, après une durée de plusieurs mois, avait cessé d'apparaître depuis un ou deux ans, et qui avaient pu reprendre un régime mixte sans inconvénient. Mais un pareil espace de temps ne suffit pas toujours pour tenir à l'abri d'une récidive. Je pense que beaucoup d'autres observateurs ont rencontré des cas de ce genre. Cependant ces derniers ont besoin d'être multipliés et suivis de près.

Mais les cas les plus nombreux, au moins parmi ceux que j'ai observés, appartiennent à des diabètes de longue durée, qui s'atténuent, se suspendent, mais récidivent; ce qui témoigne de la permanence de l'anomalie qui y préside.

MARCHE DU DIABÈTE

J'ai dû entrer, en exposant les symptômes du diabète, dans quelques détails sur la marche de la maladie, qu'il m'était impossible d'en séparer : je ne reviendrai pas sur ce que j'en ai dit alors. Le sujet de ce chapitre exige d'abord une distinction formelle entre le diabète livré à lui-même, et le diabète soumis à un traitement méthodique. Dans la généralité des maladies chroniques, que l'on considère l'évolution d'une maladie organique localisée, ou l'ensemble d'un état diathésique, l'intervention thérapeutique, quelque salutaire qu'elle doive être, n'empêche pas l'état pathologique de suivre une marche déterminée, méthodique en quelque sorte, bien que contenue, rallentie, ou même enrayée dans son cours.

Les chose ne se passent pas précisément ainsi dans le diabète. Dès que la médecine intervient, la maladie change d'aspect ; elle paraît céder, elle plie aussitôt sous l'action des moyens employés.

Il en résulte que la marche du diabète se trouve le plus souvent toute subordonnée à l'intervention de l'art, et doit, à ses alternatives de résistance ou de concession, de réveil ou de sommeil, une physionomie toute particulière et à laquelle l'évolution naturelle et spontanée de la maladie est devenue à peu près étrangère.

La marche du diabète livré à lui-même n'est pas du ressort de l'observation médicale directe, aujourd'hui surtout que les caractères de la maladie ne sauraient demeurer longtemps méconnus. Il faut, pour s'en faire une idée, s'en rapporter aux récits des malades qui, si souvent autrefois, et maintenant encore; attendent des semaines et des mois, des années même, avant de se croire malades et de demander des conseils.

Il ne serait même pas impossible qu'il y eût des guérisons spontanées. Cependant ceci reste à démontrer.

Quand le diabète est traité méthodiquement, il n'en est plus de même. Le diabète est une des maladies sur lesquelles la thérapeutique, et il ne faut pas oublier que l'hygiène a ici une valeur thérapeutique formelle, exerce l'action la plus directe et la plus immédiate. L'intervention médicale a donc pour premier effet, à peu près constant, d'enrayer la maladie dans sa marche et d'en abaisser toutes les manifestations. Malheureusement cette influence salutaire rencontre presque toujours des limites.

Mais il ne suffit pas de considérer le traitement prescrit. Il faut tenir compte surtout de la manière dont il est mis en œuvre, et des circonstances favorables ou défavorables parmi lesquelles il est accompli. Les maladies de très-longue durée, et qui n'absorbent pas entièrement la personnalité des malades, échappent presque toujours par quelques points à la direction thérapeutique. Il faut donc tenir grand compte du degré de bonne volonté ou de persévérence du malade, de la possibilité où il est de se conformer aux exigences du traitement, des circonstances diététiques ou autres qui sont de nature à favoriser la glycosurie.

La conséquence de tout ceci est que la marche du diabète se caractérise par des alternatives d'atténuation ou d'exaspération qui peuvent se succéder pendant de longues périodes, durant toute la durée de la vie.

Il n'apparaît point de phénomènes nouveaux. Les symptômes initiaux du diabète s'amoindrissent même ; mais l'abaissement progressif des forces vitales, l'amoindrissément de l'activité organique, répondent parfaitement à l'idée de l'imprégnation de l'organisme par un principe délétère, qui n'est pas par lui-même incompatible avec la vie, mais qui finit par réduire l'organisme à une impuissance absolue. La vie se termine alors par la dégradation des éléments organiques, dont la tuberculisation pulmonaire est le témoignage suprême, ou par des accidents émanant directement de l'anomalie diathésique elle-même, ou par de pures complications.

TERMINAISON DU DIABÈTE

On a vu plus haut comment il était difficile de saisir le diabète à son début, cette première période de la maladie échappant le plus souvent à l'observation du médecin, et même à l'attention du malade. Il en est de même, jusqu'à un certain point, de sa terminaison. Comme dans toutes les affections générales de longue durée; par suite de transformations ou de complications prédominantes, le lien qui unit les périodes ultimes de la maladie, ou de l'existence, aux premières altérations de la santé, n'est pas toujours facile à renouer. Aussi nous trouvons-nous dans l'impossibilité de préciser quelle est la proportion relative des divers modes de terminaison du diabète. Voici ce que nous savons de plus précis sur ce sujet.

Le diabète peut guérir, c'est-à-dire que l'anomalie qui préside à son existence peut n'avoir qu'une durée limitée : et la seule division qu'il semble possible d'établir dans cette maladie est relative à la distinction du diabète à durée limitée, et du diabète à durée illimitée, que les manifestations de ce dernier soient continues, ou interrompues par des suspensions complètes.

L'aboutissant naturel du diabète à durée illimitée est la cachexie. La forme définitive de cette dernière est ordinairement la tuberculisation pulmonaire. Mais c'est dans les cas les plus rares que l'on voit la maladie se terminer ainsi. Comme elle peut se prolonger en quelque sorte indéfiniment, les malades demeurent soumis pendant son cours à toutes les circonstances fortuites qui peuvent, dans les conditions ordinaires, mettre fin à l'existence.

Les diabétiques succombent donc le plus souvent à des complications éventuelles. Il est presque toujours difficile, sinon impossible, de reconnaître les relations qui peuvent exister entre ces complications et l'anomalie à laquelle l'organisme se trouve livré. Mais on doit admettre que celle-ci leur imprime un caractère d'une gravité particulière, et peut se trouver la cause déterminante, sinon de leur apparition, du moins de leur issue funeste.

Enfin le diabète détermine par lui-même des accidents particuliers qui peuvent entraîner la mort.

C'est en général à la pneumonie ou à des

accidents cérébraux que succombent les diabétiques.

Les accidents gangrèneux, anthrax, phlegmons diffus, gangrènes dites spontanées, sont une cause, non pas inévitable, car la guérison peut en être obtenue, mais très-directe de mort chez les diabétiques. Je renvoie au chapitre que je leur ai consacré.

CAUSES DU DIABÈTE

L'étude de l'étiologie ne fournit que très-peu de renseignements au sujet des causes du diabète, ou plutôt elle nous apprend ceci : que les circonstances de nature à agir comme causes déterminantes ne jouent qu'un très-faible rôle dans le développement de cette maladie, et qu'il nous reste beaucoup à apprendre touchant ses causes prédisposantes.

Le diabète est beaucoup plus commun chez les hommes que chez les femmes.

Sur 559 cas, recueillis par Griesinger (de Berlin), et par moi, il y avait 428 hommes et seulement 131 femmes.

Quant à l'âge, voici les résultats que m'ont fournis 300 observations qui me sont personnelles : il s'agit de l'époque du début de la maladie.

<pre>
De 11 à 29 ans...............   21
De 30 à 39 ans...............   37
De 40 à 49 ans...............   92
De 50 à 59 ans............... 101
De 60 à 69 ans...............   47
De 70 à 76 ans...............   2
</pre>

Les professions sédentaires paraissent prédisposer au diabète.

Quant aux circonstances auxquelles on pourrait attribuer une part effective au développement de la maladie, il est impossible de rien déterminer à ce sujet. Cependant, je l'ai vue plusieurs fois apparaître à la suite de violents chagrins.

NATURE DU DIABÈTE
(Considérations pathogéniques)

Je résumerai en quelques lignes la manière dont la physiologie pathologique du diabète me paraît devoir être comprise.

Tout le monde admet dans le foie l'existence d'une matière propre à faire du sucre, ce que l'on appelle successivement glycogène, amyloïde, inuline, et c'est généralement autour d'elle que tournent les explications proposées au sujet du diabète, tandis que, sans contester l'existence de la zoamyline et de la propriété glycogèxique diffuse, on ne tient guère compte de cette dernière.

Mais, tandis que les physiologistes français étaient à peu près unanimement d'accord avec M. Bernard, pour admettre la production incessante du sucre dans le foie, aux dépens du sang porte qui le traverse, en y apportant les principes préparés par la digestion, pour être versé incessamment dans le courant de la circulation, où il est utilisé à titre d'élément de caloricité, les physiologistes étrangers, avec Pavy et Schiff, affirment aujourd'hui que cette production du sucre est nulle pendant la vie, et ne s'exerce qu'après la mort ou dans l'état de maladie.

Il faudrait admettre, suivant ce dernier ordre d'idées, l'existence d'une propriété qui ne trouverait à s'exercer qu'après la mort ou à l'état pathologique, ce qui est loin d'être satisfaisant pour l'esprit; et, d'un autre côté, le but de la matière glycogène du foie ou de la zoamyline, nous échapperait alors complètement, et, par suite, le rôle des féculents qui ont pour objet spécial de la former. Je pense donc qu'il ne faut pas se hâter d'admettre, comme on paraît disposé à le faire parmi nous, les conséquences absolues des expériences de Pavy et de Schiff.

Ces expériences prouvent, il est vrai, ce que M. Bernard reconnaît du reste, que ce dernier physiologiste avait exagéré la proportion de sucre manifestée dans le sang, au-delà du foie : mais, de ce que le sucre ne s'y retrouve pas dans la proportion qu'il avait d'abord cru reconnaître, ce n'est pas une raison pour affirmer qu'il ne s'en forme aucunement dans le foie.

On sait combien les phénomènes de transformation qui s'opèrent dans le milieu sanguin sont difficiles à saisir ; on y retrouve bien la trace du sucre, comme celle de la graisse ; mais il est vraisemblable que l'un et l'autre de ces principes y disparaissent au fur et à mesure de leur formation, trop rapidement pour qu'on puisse en percevoir autre chose que des vestiges.

Nous sommes contraints d'admettre, bien que nous ne puissions la saisir sur le fait, la reprise de la graisse amassée à l'entour de nos tissus, chez les individus qui vivent aux dépens d'eux-mêmes, et sa transformation en principes calorifiques. Il est naturel de penser que la matière glycogène du foie et la zoamyline jouent le rôle des dépôts graisseux, et ont pour objet de fournir, comme ces derniers, par une désassimilation en retour, pareille encore à celle des principes quaternaires puisés dans les tissus plus complexes, des éléments de caloricité, de même que ceux-ci trouveront des éléments nouveaux de formation organique.

A l'état normal, ces principes gras, sucrés ou azotés, soit introduits du dehors, soit résultant de la reprise des principes déposés sous forme de graisse, de matière glycogène ou de matériaux organiques, trouvent dans le sang des éléments de transformation ou d'oxydation, éléments chimiques mis en jeu par une action vitale à laquelle ils sont directement subordonnés.

Que l'une ou l'autre de ces conditions chimiques ou vitales vienne à faire défaut, ces transformations ou ces utilisations cessent de s'accomplir, au moins d'une manière suffisante, et l'économie se trouve encombrée de principes gras, ou sucrés, ou azotés, qui n'ont pas été utilisés.

Les uns s'amassent dans les interstices des organes ou des tissus organiques, comme la graisse ; les autres, comme l'acide urique et le sucre, sont en partie éliminés par l'urine et d'autres sécrétions excrémentielles, et en partie retenus par les tissus qu'ils pénètrent et altèrent dans leur modalité intime.

Telle serait la cause des phénomènes morbides attribués à l'arthritis et au diabète, véritable intoxication qui serait ainsi l'élément pathogénique le plus rapproché de ces états diathésiques et que l'on retrouverait peut-être sous des formes différentes dans d'autres diathèses.

Il faut remarquer seulement que nous ne sommes pas arrivés à déterminer le défaut de constitution chimique, définissable du sang, et que nous sommes conduits à y supposer un défaut dans l'action vitale.

DEUXIÈME PARTIE

HYGIÈNE ET THÉRAPEUTIQUE

CHAPITRE PREMIER

INDICATIONS

Il importe de distinguer, parmi les indications thérapeutiques du diabète, comme des autres maladies chroniques, des indications *pathogéniques* et des indications *symptômatiques*. Les premières, qui s'adressent aux causes supposées de la maladie, ont essentiellement un caractère *curatif*, les secondes, qui s'adressent à ses effets, ont simplement un caractère *palliatif*, bien que le résultat final ne réponde pas toujours exactement à de pareilles déterminations.

Il ne faut pas entendre simplement par indi-

cations curatives celles qui comportent des
moyens capables de réaliser une guérison effective, mais encore celles qui agissent suivant
une direction curative; en effet, ces dernières
sont quelquefois les seules qui se trouvent à
notre portée.

Ceci suppose que nous possédions quelques
données sur l'origine pathogénique de la maladie, et que nous puissions définir l'indication à
remplir.

Sous ce rapport, il faut reconnaître que les
diverses théories que l'on a proposées au sujet
du diabète sont absolument stériles. Ainsi
l'idée d'une exagération de la fonction glycogénique, hépatique ou généralisée, ne nous
offre aucune signification thérapeutique. La
localisation de cette anomalie dans le foie ne
nous fournit non plus aucune direction. Il
faut en dire autant de la part physiologique que
nous voyons le système nerveux central prendre expérimentalement à la production de la
glycosurie, de la supposition, aujourd'hui abandonnée, d'une alcalinité insuffisante du sang,
ou encore de l'hypothèse d'une production
exagérée de diastase dans l'appareil digestif.
Et cependant il faut reconnaître que les médications les plus usitées, bien que d'une valeur
inégale, les narcotiques, les alcalins, la sup-

pression des féculents, ont été introduites sous le couvert de ces conceptions, qui paraissent aujourd'hui étrangères à la théorie pathogéni-que la plus vraisemblable du diabète.

Il n'est qu'une indication rationnelle qu'il soit possible de formuler, c'est d'activer l'assimilation, c'est-à-dire l'utilisation des principes qui servent de matériaux aux métamorphoses organiques, et il faut remarquer que cette formule répond aussi bien aux indications relatives au traitement de la diathèse urique et de la diathèse graisseuse, qu'à celles qui ont rapport au diabète.

Je dis que cette indication est rationnelle, car le fait du défaut d'utilisation des principes afférents à l'assimilation est le plus éloigné que nous puissions atteindre. Je dois ajouter qu'elle est conforme à l'expérience. En effet, les seules médications thérapeutiques ou hygiéniques, auxquelles nous puissions reconnaître une tendance curative, agissent dans ce sens et non dans un autre. Et cette observation vient encore à l'appui du point de vue que j'ai proposé, sans pouvoir en fournir la démonstration: qu'il s'agirait plutôt d'une assimilation imparfaite par défaut d'activité assimilatrice, que par excès de production des principes à assimiler.

Aussi est-ce bien plutôt à l'hygiène, mais à ce qu'on doit appeler l'hygiène thérapeutique, qu'à la matière médicale que nous devons nous arrêter. Il n'existe point de médicament du diabète, pas plus que de la diathèse urique ou de l'obésité. Où plutôt il n'y en a qu'un, c'est les alcalins, et très-particulièrement la soude et ses composés. La soude est véritablement un médicament de l'assimilation. De quelque manière qu'il faille en interpréter l'action, je crois qu'on peut se la représenter comme un véritable agent d'oxidation ; et c'est à cela sans doute qu'est due, pour une grande part, l'action des eaux minérales, qui représentent elles-mêmes, au point de vue médicamenteux, une grande médication sodique. Les expériences de M. Bernard, de Lehmann et de M. Poggiale ont démontré que les alcalins étaient dépourvus de toute action sur le sucre contenu dans le sang ; et bien que, chose digne de remarque, ce soit en vertu de théories qui ne sont plus guère soutenues aujourd'hui que les alcalins aient été introduits spécialement dans le traitement du diabète, on peut dire que MM. Mialhe et Bouchardat ont obéi à une véritable intuition thérapeutique, en en vulgarisant les applications.

Mais c'est l'hygiène surtout qui nous fournit

de précieuses ressources contre le diabète, et aussi contre les autres états diathésiques qui s'en rapprochent. Je parlerai tout-à-l'heure de la portée spéciale qu'il convient d'attribuer à l'hygiène diététique. C'est à l'hygiène générale qu'il faut principalement s'arrêter. Aussi le beau travail de M. Bouchardat sur l'utilité de l'exercice dans le diabète fera-t-il un éternel honneur à mon savant maître et ami. Cette étude est d'un enseignement précieux, non-seulement par les préceptes qu'elle renferme, mais surtout par les principes qu'elle établit. Elle nous montre la véritable direction que doit suivre l'intervention médicale dans le traitement du diabète, et nous pouvons être assurés que nous n'avons pas à chercher dans une voie différente les moyens de ramener l'organisme vers un mode d'activité plus régulier.

Mais si les moyens le plus directement opposés à la cause pathogénique du diabète ne peuvent revendiquer qu'une simple direction curative, il en est d'autres, dont l'importance n'est peut-être pas moins grande, et auxquels il n'est permis d'assigner qu'une portée symptomatique ou palliative. Il faut placer en tête la diététique méthodique.

La diététique méthodique du diabète est basée sur ces deux principes : 1° réduire autant que possible l'introduction des matériaux féculents et sucrés ; 2° recourir aux aliments propres à les remplacer comme principes de calorification, ainsi les matières grasses, et peut-être les alcools.

On ne doit pas assigner au régime diététique un caractère véritablement curatif, car il ne saurait toucher en rien aux conditions pathogéniques de la maladie, quelles qu'elles soient. En effet, on ne saurait trop le répéter, la maladie consiste essentiellement dans un défaut de transformation des principes sucrés, et par suite dans la pénétration des tissus par ces principes non transformés. Supprimez complètement par la pensée (car, nous le verrons tout à l'heure, cette suppression est impossible à réaliser d'une manière absolue) tous les matériaux propres à former du sucre, vous aurez supprimé un phénomène extérieur, la glycosurie, et un phénomène intérieur, la glycoémie, mais vous n'aurez rien changé à l'anomalie qui préside à l'inaptitude du sang à opérer cette transformation : sans doute ce sera un résultat important, mais tout à fait étranger au fait d'une guérison effective.

Cependant ce résultat lui-même ne peut s'obtenir, à l'aide de la diététique, que dans de certaines limites, dont il est extrêmement important de déterminer la portée.

Le sucre ne se forme pas dans l'économie seulement aux dépens des matières sucrées introduites, il peut se former encore aux dépens des matières azotées. Cette contribution des matières azotées est-elle elle-même le résultat de la maladie ou de l'anomalie essentielle ? ou a-t-elle lieu seulement pour suppléer au défaut des matières sucrées introduites? Je ne pense pas qu'on puisse rien affirmer à ce sujet.

Griesinger a soumis un malade, chez qui la suppression des féculents n'avait pas déterminé la suppression de la glycosurie, à une alimentation exclusivement azotée et sévèrement contrôlée. Voici le rapport que l'on a trouvé entre le sucre et le poids des aliments :

Poids des aliments azotés.......... 4,320 gr.
Poids du sucre éliminé............ 542 32

Si l'on retranche du poids des viandes 70 p. 100 d'eau qu'elles renferment, on constate que le malade a ingéré 1,296 gr. d'extrait de viande. Le poids du sucre représente donc environ les deux cinquièmes du poids de ces matériaux solides.

D'après Schmidt, la viande fraîche possède en moyenne 22 0⁄0 d'albuminates non hydratés. Par conséquent, le malade a reçu, dans les 4,320 grammes de viande, environ 950 gr. d'albuminates non hydratés ; le poids de sucre éliminé correspond approximativement aux trois cinquièmes de ces albuminates. Une série d'expériences nouvelles faites sur ce même malade laissa toujours retrouver une proportion de sucre égalant les deux cinquièmes du poids de la viande ingérée, et les trois cinquièmes des albuminates non hydratés.

Voici des résultats auxquels leur concordance prête une signification remarquable. Cependant, je pense que l'on fait trop abstraction, dans l'attribution exclusive du sucre produit aux matériaux introduits, de la matière glycogénique du foie et de la zoamyline, et que l'on se hâte un peu trop de remplacer les résultats des expériences de M. Bernard par ceux des expériences de Pavy et de Schiff.

Quoi qu'il en soit, car l'interprétation que l'on assigne à ces observations contradictoires ne change pas la portée de ce qui va suivre, voici comment on doit envisager la question de la diététique, au point de vue de la suppression des féculents.

L'important n'est pas d'empêcher le sucre de paraître dans l'urine. Le fait de cette élimination n'est pas le fait capital, car ce n'est pas le sucre éliminé qui nuit ; c'est le sucre qui ne l'est pas. Seulement le degré de la glycosurie est le thermomètre de l'intensité de l'anomalie ; sans doute les données qu'il peut fournir touchant le sucre demeuré dans l'organisme sont loin d'être absolument rigoureuses, mais ce sont toujours des données approximatives.

Le point important est donc de fournir le moins de sucre possible au sang devenu inhabile à le transformer. Moins il s'en formera et moins l'organisme se trouvera exposé à en subir l'influence nuisible ou toxique.

Si la matière glycogène du foie et la zoamyline font du sucre, nous n'avons aucune action directe sur cette production. Si les matières azotées sont transformées en sucre, nous n'y pouvons pas davantage, par ce qu'il n'est pas possible de supprimer l'introduction des éléments azotés. Mais nous pouvons du moins préserver l'organisme du sucre directement introduit par les matières féculentes et sucrées, et nous devons y veiller avec grand soin.

Sous ce rapport, M. Bouchardat, bien qu'il s'en soit évidemment exagéré la portée, a rendu un grand service en faisant de la suppression des féculents le premier terme du traitement du diabète. Il a indiqué ainsi le moyen de tarir, pour une grande part au moins, la source d'où provient l'encombrement de. l'économie par un principe délétère. Et il n'est point de principe thérapeutique qui puisse trouver dans les résultats de la pratique une plus entière justification que celui-ci.

Qu'un diabète soit ancien ou récent, la règle est que la suppression des féculents soit immédiatement suivie d'un abaissement considérable de toutes les manifestations de la maladie. La règle est encore que, dans le cours de celle-ci, les exaspérations ou les rémissions soient en rapport avec l'observance ou la négligence de ce précepte. Il n'est question que de l'atténuation des symptômes. Quelquefois encore, ceux-ci sont réduits à un silence complet, par suite de la suppression des féculents : mais ils se reproduisent dès que l'alimentation féculente est reprise.

Si l'on admet que la présence du sucre dans nos tisssus agisse sur l'organisme à la manière des substances toxiques, et soit la cause la plus prochaine des troubles graves qui accompagnent le diabète, on reconnaîtra que ce premier résultat doit être d'une importance extrême, et la première condition à réaliser, si l'on veut réduire la maladie à sa plus simple expression possible.

Cependant je crois aussi que la suppression des féculents peut avoir, dans certaines circonstances, une portée plus réellement curative. On peut admettre que, dans les diabètes à durée limitée, dans lesquels l'anomalie n'est pas assez déterminée pour s'installer d'une manière définitive, la production incessante du sucre aux dépens des matières introduites puisse créer une habitude plus difficile à déraciner ultérieurement, tandis que la suppression du phénomène morbide serait au contraire favorable à la disparition de l'anomalie, spontanée, ou aidée par l'emploi de moyens rationnels. Tels sont sans doute les cas où l'on a vu la guérison suivre l'observance rigoureuse de la suppression des féculents; et il y a lieu de supposer que plus d'un diabète invétéré aurait guéri, si le malade avait été placé dès le principe dans des conditions moins contraires à sa disparition.

Faut-il admettre que la suppression des féculents force en quelque sorte à la production du sucre, ou aux dépens des aliments azotés, ou des tissus même de l'organisme, et vienne créer ainsi une cause particulière d'épuisement? J'avoue que de pareilles conséquences me semblent purement spéculatives, les phénomènes d'épuisement que présentent les diabétiques paraissant, comme je l'ai dit plus haut, reconnaître pour cause réelle l'action délétère du sucre dont les tissus organiques sont imprégnés.

C'est d'après un tel ordre d'idées que M. Piorry a conseillé de traiter les diabétiques par le sucre à haute dose, dans le but de suppléer aux pertes qu'ils subissent relativement à l'un des principes importants de la nutrition (1). C'est ainsi que l'on a conseillé, dans l'albuminurie, une diète albumineuse, dans le but de corriger la désalbumination du sang. Mon savant ami, le professeur Hughes Bennett (d'Edimbourg), a rapporté plusieurs observations détaillées, et accompagnées de tableaux analytiques, de diabètes traités par le sucre. Parmi les conclusions qu'il a tirées de ces observations, comparées à d'autres où différents modes de traitement avaient été mis en usage, on trouve les suivantes : les avantages que l'on obtient d'une diète purement animale ou non sucrée sont exagérés ; l'emploi du sucre ou d'une diète mixte n'a pas été nuisible ; la diète non sucrée diminue les symptômes, amoindrit la faim et la soif, et diminue la proportion

1) Piorry. *Compte-rendus de l'Académie des sciences*, 3 janvier 1857.

du sucre éliminé, mais sans guérir la maladie (1).

Le traitement par le sucre a été conseillé par suite d'une idée absolument fausse, si l'on prétend surtout la généraliser, que les désordres entraînés par le diabète sont la conséquence de la disparition des principes nécessaires à la nutrition. Je pense que la plupart des médecins qui ont essayé une pareille médication ont pu s'asurer, comme l'exprime le docteur Pavy, « que cette pratique est pernicieuse au plus haut point » (2). Son résultat le plus direct doit être en effet d'augmenter l'intoxication sucrée de l'organisme. Et, si son innocuité apparente a pu être constatée dans quelques circonstances, ainsi dans les cas de H. Bennett, c'est que sans doute l'utilisation du sucre n'était pas entièrement abolie, et que l'élimination du sucre non utilisé s'effectuait facilement par les divers émonctoires de l'économie.

(1) Hughes Bennett. *Clinical lectures on the principles and practice of medicine.* Edinburg, 1865, p. 918.

Voyez encore plusieurs observations de M. Alvarès (de Cadix), in *Gazette hebdomadaire,* 1860, p. 532 ; et de M. Buresi (de Sienne), in *Gazette des Hôpitaux,* 1862, p. 127.

(2) Pavy. *Researches on the nature and treatment of diabetes,* 1859, p. 264.

Cependant, il ne faut pas pousser à l'excès la suppression méthodique des féculents. Et, à ce propos, je reviendrai, parce que, au risque de quelques répétitions, on ne saurait trop approfondir un pareil sujet, sur le but que l'on doit se proposer, et sur le résultat que l'on peut atteindre, par cette pratique.

Il est certain que la privation des féculents ne saurait par elle-même déterminer la guérison du diabète. Tout ce que l'on peut dire, c'est qu'elle établit des conditions favorables à la guérison. Son objet le plus essentiel est d'amoindrir la proportion de sucre demeurée sans utilisation. Et, en réalité, on ne peut séparer le fait de l'amoindrissement de la glycosurie, de l'amoindrissement des symptômes les plus notables qui accompagnent cette dernière, la soif, la boulimie et la sécheresse de la peau lorsqu'elles existent, l'atonie, l'amaigrissement, etc.

Nous savons que le sang est inhabile à transformer le sucre introduit par l'alimentation. Mais nous ne savons pas s'il est complétement réfractaire à cette transformation, ou s'il en accomplit une partie. Nous ne savons pas non plus si le sucre éliminé est uniquement fourni par le sucre introduit, ou s'il est fourni par les matériaux azotés, ou par la désassimilation des tissus organiques eux-mêmes. Il est vrai que l'on peut arriver, par l'expérimentation, à certaines notions sur ce sujet; mais ceci ne sera jamais d'une application pratique. Ce qu'il y a de certain, c'est que la généralité des diabétiques maigrissent tant qu'ils prennent des féculents, et cessent de maigrir et reprennent de l'embonpoint, dès qu'ils les ont supprimés.

Je ne pense donc pas, je l'ai déjà exprimé, que l'indication de ramener les féculents dans l'alimentation doive être relative à la nécessité de fournir des éléments de transformation au sang ; qu'y gagnerait-on d'ailleurs, si le sang est impuissant à les transformer? Mais il est une autre raison qui me paraît beaucoup plus réelle, et au moins beaucoup plus commune : c'est qu'il est des individus qui supportent très-mal la privation des féculents.

On sait que, en diététique, la variété des aliments est nécessaire, et que le régime le plus physiologique est un régime mixte, c'est-à-dire qui contienne une combinaison bien proportionnée des diverses formes alimentaires. C'est ainsi qu'un régime animal excessif, ou un régime maigre excessif, entraîne des inconvénients qui sont d'une observation journalière. Ce n'est pas alors l'azote, ou la fécule, ou la graisse, considérés en poids, qui sont en excès ou qui font défaut : c'est la forme alimentaire qui est vicieuse. Ceci n'est pas, il est vrai, d'une règle absolue. Il est des populations tout entières qui suivent, sous le rapport des proportions diététiques, des régimes très-restreints, et les supportent. Mais il faut prendre les résultats pratiques des observations qui passent sous nos yeux.

Or, il est des individus qui, l'habitude en est peut-être la cause dominante, se trouvent mal de la suppression absolue d'un aliment auquel ils étaient faits. Ou ce sont les fonctions digestives qui se troublent alors, ou c'est le système tout entier.

C'est cette nécessité qu'il s'agit de connaître et à laquelle il importe de se conformer. Lors donc que l'on voit un diabétique, soumis depuis un certain temps à l'abstinence rigoureuse des féculents, perdre l'appétit ou devenir dyspeptique, ou, malgré la diminution de la glycosurie, ne pas reprendre ses forces, il faut lui rendre des féculents, au prix même du retour ou de l'accroissement de la glycosurie.

Cette recommandation ne contredit en rien l'importance et l'efficacité du régime méthodique basé sur la privation des féculents. Et peut-être y a-t-il aujourd'hui au sujet de ce régime, trop souvent exagéré, une réaction qui dépasse de justes limites. C'est là un point de pratique qui doit être en dehors de toute idée systématique ou préconçue, mais qui est tout de tact et d'application particulière.

Comme toutes les affections à tendance cachectisante, le diabète réclame les toniques. Mais les médicaments de ce genre, soit amers, soit ferrugineux, ont ici une efficacité beaucoup moins marquée que dans bien d'autres circonstances. C'est que l'atonie du diabète n'est pas une atonie ordinaire. Elle ne résulte pas d'un abaissement radical des forces, mais de leur oppression par une altération particulière des tissus. S'il est vrai que le système nerveux périphérique, car c'est lui qui paraît subir le plus rapidement et le plus directement l'influence novice, soit altéré par une telle cause, on comprend l'inanité des toniques et même des stimulants qui peuvent lui être adressés. Aussi leur action est-elle surtout insensible, tant que la continuation d'un régime contraire entretient l'état sucré de l'organisme. Je n'ai jamais vu qu'un diabétique eût rien obtenu d'une médication tonique, et, je puis ajouter, d'une médication quelconque, avant d'avoir modifié son régime.

L'idée, juste du reste, que le système nerveux prend une part effective à la production du diabète, bien que ce ne soit probablement pas par le mécanisme que supposent les expériences connues, lui a fait adresser une partie de la médication anti-diabétique. Jusqu'ici le succès n'a pas répondu au but recherché, ce qui donne à penser que cette altération de l'innervation n'est pas de celles qu'atteignent les médicaments auxquels nous attribuons une portée de ce genre. Cependant il faut enregistrer les quelques résultats que l'on a obtenus, tout en n'oubliant pas qu'il n'est pas d'état pathologique où l'on n'ait obtenu, de moyens divers, des succès apparents, mais impossibles à généraliser.

Les eaux minérales appropriées représentent par excellence la véritable médication du diabète, parce que leur action se rapproche singulièrement des actions hygiéniques que le diabète réclame le plus impérieusement, et sans doute aussi parce que leur qualité sodique répond également à une des indications les mieux définies de ce traitement.

L'exposé du traitement du diabète comprend trois sujets distincts. :

L'hygiène ;

La thérapeutique ;

Les eaux minérales.

CHAPITRE II

TRAITEMENT

HYGIÈNE

Diététique. — Il est certain que la première chose à faire, chez un diabétique, est de supprimer d'une manière aussi absolue que possible l'introduction du sucre et surtout des féculents. On verra plus tard à les rappeler dans le régime, soit pour reconnaître jusqu'à quel point l'organisme aura recouvré l'aptitude à les transformer, soit alors que la maladie aura cédé d'une manière effective, définitivement ou momentanément, soit enfin parce que l'on jugera devoir obéir à quelque nécessité de l'appareil digestif ou de l'organisme lui-même.

Mais au début du traitement, la rigueur du régime devra toujours être absolue.

Il s'agit donc de réaliser un régime complétement dépourvu de sucre et de féculents. Tel est l'objet que nous devons avoir d'abord en vue.

L'éloignement des matières sucrées est facile, le sucre ne tenant qu'une place secondaire dans notre alimentation. Il n'en est pas de même des féculents, qui forment au contraire la base de l'alimentation vulgaire. La fécule constitue la partie essentielle d'aliments simples, comme le pain, la pomme de terre, et en général les aliments provenant des céréales. Ou bien elle se trouve dans les aliments composés, comme les pâtisseries. Ou elle se rencontre dans des préparations culinaires, comme les sauces.

Voici d'après M. Bouchardat, la liste des aliments défendus.

Les féculents et les sucres. Exemples : sucres, pain de toutes les céréales, patisseries, riz, maïs et autres graines féculentes ; les pommes de terre, les fécules de pomme de terre, d'arow-root, de sagou, de tapioca et autres fécules alimentaires ou partie de végétaux qui en contiennent ; les pâtes farineuses de toute sorte, telles que semoule, macaroni, vermicelle, etc. ; les haricots, pois, lentilles, fèves, les marrons et les châtaignes ; les radis, les raves, les carottes, les navets et autres racines féculentes ou sucrées ; tous les fruits, et particulièrement les fruits sucrés, tels que les prunes et les pruneaux, les abricots, les raisins frais ou secs, les figues, les ananas, les poires, les pommes, les melons, etc. ; les confitures et autres aliments et boissons sucrées ; le miel, le lait, la bière, le cidre, les vins nouveaux ou sucrés, les eaux gazeuses, les limonades et autres boissons acides, surtout lorsqu'elles sont sucrées.

La farine de froment et toutes celles de céréales ou de légumineuses, toutes les fécules, ne doivent pas intervenir dans les sauces, de même que la chapelure ; elles doivent être remplacées par la farine de gluten, par la poudre de gluten panifiée, ou, plus simplement, par des jaunes d'œufs, du beurre ou de la crème. Le sucre, le caramel, les carottes, les oignons, les navets, doivent être également proscrits. Tous les légumes doivent être blanchis à grande eau, bien égouttés et divisés menus avant cette opération, si cela est possible.

Je reviendrai séparément sur les préparations de gluten et sur les boissons.

Il ne sera pas inutile de dresser, comme contre-partie de ce tableau, la liste des aliments permis. Je l'emprunterai également à un tableau dressé par M. Bouchardat, avec un luxe de détails que je ne reproduirai pas textuellement, me contentant d'en mettre sous les yeux des lecteurs les points les plus essentiels.

Potages. — Potages gras, à la viande ou au beurre, ou à l'huile d'olives, ou potages maigres, aux choux, aux poireaux, aux œufs pochés, à la purée de gibier, à la pate au gluten, au gluten granulé pur, à la semoule ou au vermicelle de gluten, toujours sans pain ni farine.

Hors d'œuvre. — Huitres, escargots, tous les coquillages ; crevettes, homards, tous les crustacés ; olives, sardines fraîches ou confites, thon mariné, artichaux à la poivrade, beurre, toutes les charcuteries, jambon au jus ou aux épinards, etc.

Viandes. — Bœuf, veau, agneau, mouton, porc frais, bouillis ou rotis, ou au jus, aux choux, au cresson, aux haricots verts, à la chicorée, aux épinards, aux champignons, aux truffes, à la poulette, sans farine ordinaire ; les rognons ; la cervelle au beurre noir, frite avec farine de gluten, etc.

Volailles. — Poulet, chapon, dinde, canard, caneton, oie, pigeon, rotis ou bouillis, au gros sel, à l'estragon, aux laitues, aux olives, aux truffes ou aux champignons ; salade de volaille en mayonnaise, galantine de volaille.

Gibier. — Perdreau, bécasse, caille, mauviette, grive, sarcelle, lièvre, lapin, chevreuil, rotis ou en salmis, aux truffes, à la sauce piquante, en civet.

Poissons. — Tous les poissons, à la sauce aux câpres ou à l'huile, au bleu, au beurre et aux fines herbes, en gratin, en matelotte, au beurre noir, à la marinière, à la tartare, en mayonnaise. Toutes les sauces blanches doivent être préparées avec le beurre et les jaunes d'œufs sans farine, ou avec la farine de gluten ou de son épuré. Dans les fritures de poisson ou autres, on remplacera la farine ordinaire par la farine de gluten, ou la farine de son parfaitement épurée.

Œufs. — Œufs frais, sur le plat, au beurre noir, pochés au jus ou sur la chicorée ou les épinards ; omelettes aux fines herbes, au jambon, aux oignons, aux divers fromages.

Légumes. — Artichaux, chouxfleurs, choux de Bruxelles, laitue, haricots verts, asperges, épinards, chicorée, champignons, salsifis, cardons, truffes, concombres à la sauce, au beurre, ou à l'huile, ou au jus, ou à l'huile et au vinaigre, peu vinaigrés, ou frits avec les précautions indiquées plus haut.

Salades. — Laitues, romaines, escarole, chicorée, barbe de capucin, mâches, scorsonère, cresson, haricots verts, choux-fleurs. L'huile et la crème doivent entrer pour une large portion dans leur assaisonnement. Peu de vinaigre ; il peut être remplacé par du vin.

Pâtisseries. — Elles doivent être préparées avec de la farine de gluten, au lieu de la farine ordinaire, d'excellent beurre et des œufs très-frais. Voici le mode de préparation du *gâteau de gluten* ou de *farine de son épuré*.

Eau, demi-litre ; beurre très-frais, 110 grammes ; sel, quantité suffisante. Faites bouillr ; retirez du feu ; ajoutez farine de gluten ou farine de son épuré, 250 grammes ; mêlez intimement ; travaillez vivement sur le feu afin d'obtenir une pâte très-ferme ; retirez du feu, laissez refroidir cinq minutes ; ajoutez alors, en agitant vivement, de trois à six œufs frais. Divisez en petites galettes de l'épaisseur du doigt et de la largeur d'une assiette ; faites cuire à un feu doux pendant environ une demi-heure.

On peut préparer avec la farine de gluten ou de son épuré des crêpes ou des gaufres ; également des petits pâtés au jus, au homard, aux huîtres ; des vol-au-vent à la volaille, au riz de veau, au poisson, aux champignons et aux truffes.

Dessert. — Fromage à la crème, sans sucre, ou fromage de Neuf-châtel, de Brie, d'Auvergne, de Gruyère, de Roquefort, de Chester ou de Parmesan, de Stilton.

Amandes, noix, noisettes, cerneaux,

Enfin, voici les aliments par lesquels il faut commencer à revenir à la vie commune, lorsque les urines ne contiennent plus de sucre.

Echaudés, pain de son, pain ordinaire, mais toujours en quantité modérée ; préférer la croûte ou le pain légèrement torréfié, au four, ou le biscuit marin torréfié; pommes de terre frites, semoule de gluten ordinaire.

Outre les aliments permis, on peut faire intervenir dans l'alimentation les parties gélatineuses des animaux, telles que pied de cochon, andouilles de Troyes, oreilles ou tête de veau. On peut associer les feuilles de céleri à la salade, essayer le céléri bien blanchi au jus de viande, les carottes et les navets coupés très-menus, blanchis à grande eau et accommodés au jus de viande.

On peut accorder une tranche de melon et les fruits suivants : fraises, pêches, ananas, framboises, groseilles, cerises, mais toujours sans sucre. On peut prendre ces fruits, conservés par le procédé d'Appert, sans sucre, ou à l'eau-de-vie, également sans sucre. On peut essayer les pommes et les poires, mais toujours en quantité modérée, crues et sans sucre. On peut boire de la bière de Garde, mais vieille, non gazeuse, pure ou étendue d'eau.

Il est toujours bon, lorsqu'on commence à s'écarter du régime méthodique, d'essayer les urines, afin de se tenir en garde contre la réapparition du sucre.

Je dois m'arrêter, avant d'aller plus loin, à un point important de l'alimentation des diabétiques, ce qui concerne les préparations de gluten.

La farine se compose de deux parties essentielles, la fécule et le gluten ; la première sucrée et la seconde azotée. C'est à cette double composition que le pain doit de représenter l'aliment par excellence, puisqu'il renferme à la fois et un principe direct de calorification,

le sucre, et un principe direct d'assimilation,
l'azote. La théorie, que l'expérience devait
confirmer, indiquant l'utilité de soustraire les
principes sucrés à l'alimentation des diabétiques, M. Bouchardat fit fabriquer un pain dans
lequel le principe azoté fut conservé, et le
principe sucré supprimé, ou au moins réduit à
la moindre proportion possible ; car le gluten
isolé forme une masse compacte, élastique,
assez semblable à du caoutchouc, aussi difficile
à ingurgiter qu'à digérer. Il ne suffit pas en
effet d'introduire dans l'estomac des matières
alibiles : il faut que les principes nutritifs
soient accompagnés d'une matière inerte, et
non assimilable, qui leur serve d'intermédiaire
ou d'excipient. Il était donc nécessaire de
laisser avec le gluten une certaine quantité de
farine, pour le rendre réellement propre à
l'alimentation. M. Bouchardat s'est arrêté à la
proportion de 20 pour 100.

M. Béranger-Féraud, considérant que le
pain de gluten, ainsi préparé, conserve encore
une apparence peu appétissante, est souvent
d'une digestion difficile et conserve cependant une proportion de farine, c'est-à-dire de
fécule, trop élevée, a proposé de réduire cette
dernière en mêlant au gluten du son, qui le
rend d'une mastication et d'une digestion plus

aisées. Voici les diverses formules qu'il a présentées :

Gluten	25	35	45	55	65
Farine.....	10	10	10	10	10
Son........	65	55	45	35	25
	100	100	100	100	100 (1)

Le docteur Pavy a proposé, de son côté, de renoncer complétement aux graines des céréales, et de les remplacer par des semences qui, parfaitement exemptes de principes délétères, renfermeraient de l'huile au lieu d'amidon : son choix s'arrêta sur les amandes douces, dont voici la composition.

Selon Boullay, qui a analysé les amandes douces, 100 grammes de ces semences seraient ainsi composés :

Eau...............................	3.5
Pellicules extérieures contenant un principe astringent.................	5
Huile.............................	54
Albumine jouissant de toutes les propriétés de l'albumine animale.....	24
Sucre liquide.....................	6
Gomme............................	3
Partie fibreuse...................	4
Perte et acide acétique...........	0.5

(1) Béranger-Feraud. *Note sur un nouveau pain de gluten à l'usage des diabétiques*, in *Bulletin de thérapeutique*, 1864, t. LXVI, p. 170.

Pour faire disparaître le sucre, on versera sur les amandes réduites en poudre de l'eau bouillante légèrement acidulée par l'acide tartrique. Par ce moyen, on coagule l'albumine, on s'oppose par suite à l'émulsion de l'huile, et, dans l'eau de lavage qui reste limpide, on entraîne la totalité du sucre. Quand l'amande douce est ainsi préparée, grâce aux 14 pour 100 de matière azotée qu'elle renferme, elle jouit de propriétés nutritives incontestables, et ses 54 pour 100 d'huile sont destinés à remplacer l'amidon des céréales, dont l'usage est interdit aux diabétiques.

Pour obtenir avec les amandes douces un aliment qui se rapproche le plus possible de ceux qu'on prépare avec les céréales, M. Pavy propose de les mélanger avec des œufs, en proportion convenable. Après des essais persévérants et réitérés, il a réussi à faire préparer des biscottes et différentes formes de biscuits susceptibles d'une longue conservation, et qui, n'étant composés que d'œufs et d'amandes douces blanchies, réduites en poudre et lavées avec soin, offrent au diabétique un aliment irréprochable au point de vue de la production du sucre (1).

(1) *Bulletin de thérapeutique*, 1863, t. LXIV, p. 45.

Ces différentes préparations peuvent être utilement employées et alternées de manière à satisfaire au goût de chacun, et à prévenir la satiété qui peut résulter de l'usage longtemps prolongé de l'une d'entr'elles.

Cependant, on ne s'était pas encore attaché à déterminer la teneur exacte en principes sucrés des différents aliments qui peuvent entrer dans le régime des diabétiques, ou qui en sont proscrits. Un pharmacien distingué de Paris, M. Mayet, a communiqué à la *Société d'hydrologie médicale de Paris* des recherches très-intéressantes sur ce sujet. M. Mayet a analysé les divers pains de gluten qui se rencontrent dans le commerce, et toute une série de substances alimentaires, en employant l'acide sulfurique étendu de dix-neuf fois son poids d'eau, lequel a la propriété de transformer la fécule en sucre, et en dosant ce dernier à l'aide de la liqueur de Fehling. Je renvoie à son mémoire pour la description du procédé qu'il a mis en usage (1) et je me borne à reproduire les résultats qu'il a obtenus.

Le tableau suivant indique la quantité de

(1) Mayet. *Considérations relatives à l'alimentation des glycosuriques,* in *Annales de la Société d'hydrologie médicale de Paris,* 1869, t. XIV.

sucre fournie par 100 grammes de chacune des substances qui y sont inscrites :

Amidon pulvérisé	83 gr.	00
Farine	71	00
Pain ordinaire desséché	60	00
id. frais	50	00
Pâtes d'Italie pour potages	45	50
Farine de Gluten (Martin)	38	40
Pain de gluten frais fait avec la farine ci-dessus	27	70
Pain de gluten de la rue de Lancry	31	25
Pain de gluten sec de la Compagnie de Vichy	32	00
Pain de gluten vendu dans le commerce (très-sec)	62	60
Gluten granulé	15	60
Vermicelle au gluten	41	60
Farine de riz	62	50
Riz en grains, cuit à l'eau et égoutté	8	00
Gateau de riz des ménages	25	00
Pommes de terre cuites au feu ou à l'étouffée	16	60
Purée de pommes de terre	8	30
Marrons rôtis	20	30
Echaudés	50	00
Haricots blancs cuits à l'eau et égouttés	16	60
Lentilles cuites et égouttées	22	50
Carottes crues râpées (pulpe crue)	8	00
Carottes cuites, sautées au beurre	16	60
Purée de pois cassés (sans addition d'eau)	15	60
Navets en ragoût	7	00
Petits pois conservés en boîte	12	00

Le tableau suivant indique la quantité de substance que l'on peut manger pour donner lieu à la formation de 100 grammes de sucre :

	Chiffres ronds.
Amidon	120 gr.
Farine.................................	140
Pain ordinaire desséché...............	166
id. frais...................	200
Pates d'Italie pour potages	220
Vermicelle au gluten..................	240
Farine de gluten (Martin)	260
Gluten granulé (Martin)...............	640
Pain de gluten de la rue de Lancry.....	320
Pain de gluten frais fait avec la farine de gluten (Martin)......................	361
Pain de gluten sec de la Compagnie de Vichy...............................	312
Pain de gluten très-sec vendu dans le commerce............................	160
Farine de riz.........................	160
Riz en grains, cuit à l'eau et égoutté....	1.25
Gâteau de riz des ménages............	400
Pommes de terres cuites au feu ou à l'étouffée............................	600
Purée de pommes de terre.............	1.200
Marrons rôtis........................	480
Echaudés	200
Haricots blancs cuits à l'eau et égouttés.	600
Lentilles cuites et égouttées	444
Carottes crues râpées.................	1.250
Purée de pois cassés sans addition d'eau.	640
Ragout de navets.....................	1.428
Carottes sautées au beurre	600
Petits pois...........................	800

Il est nécessaire de présenter ici quelques remarques, afin que l'on ne se trompe pas sur la signification réelle des tableaux qui précèdent. Les substances dont il s'agit, simples ou ayant subi des préparations diverses, ont été considérées indépendamment de leurs conditions respectives de sécheresse et d'humidité, et leur contenance en principes sucrés a été appréciée par rapport à leur poids et non par rapport à leur volume. C'est ainsi que, si l'échaudé, qui est d'un usage facile à tolérer aux diabétiques, se présente avec un chiffre élevé en sucre, c'est que son volume considérable, eu égard à sa pesanteur, permet, tout en en prenant une quantité notable en apparence, de n'ingérer qu'une proportion très-faible de matière effective, et par conséquent de sucre.

M. Mayet fait remarquer que, d'après les résultats qu'il présente, 100 grammes de pain ordinaire représentent l'équivalent d'environ 150 grammes de pain de gluten, et que 300 gr. de pommes de terre cuites au four n'introduisent pas plus de sucre que 100 grammes de pain, etc.

Je pense qu'il convient de faire quelques réserves à ce sujet. Il n'est pas permis d'affirmer que l'analyse chimique des matières ali-

mentaires nous donne une idée exacte de leur
action diététique effective, ou de leur transformation définitive, et par conséquent nous
autorise à établir une échelle respective au
point de vue de leur action formelle sur l'organisme. Je ne crois pas que nous puissions avoir
la certitude que, à poids égal de sucre, deux
substances alimentaires différentes doivent
nécessairement fournir une proportion iden-
tique de sucre non utilisé. Il me paraît donc,
en conséquence, prudent, tout en prenant acte
des intéressantes observations de M. Mayet,
de ne pas se hâter d'en faire l'application, et
de considérer, par exemple, 1,600 grammes
de pommes de terre cuites au four comme l'é-
quivalent diététique, au point de vue du sucre
à produire, de 360 grammes de pain de
gluten.

Il ne suffit pas de connaître les aliments
permis et ceux qui sont défendus : il est bon
d'être renseigné sur l'usage qu'on doit en
faire.

Ce n'est pas sans motifs sérieux que j'ai reproduit une liste aussi détaillée des matières
alimentaires qui sont impropres à fournir du
sucre. Si le diabète était une maladie à durée
limitée, il y aurait tout avantage et nul incon-

vénient à circonscrire le régime qui lui convient dans des bornes précises et sévères; mais il faut considérer qu'il se prolonge habituellement durant de longues périodes, et que souvent on ne parvient pas à en obtenir l'extinction. Il importe donc, si l'on veut que les malades s'astreignent à suivre le régime qu'il commande impérieusement, de rendre celui-ci le plus supportable possible, et de mettre, au moins ceux qui peuvent le faire, à même de le varier suffisamment; il faut surtout mettre ce régime en rapport avec les habitudes ou les exigences de la vie commune. Tel est le but des détails dans lesquels je suis entré, et non celui de satisfaire une sensualité inutile.

Ceci dit, il faut que les diabétiques se persuadent bien que, s'ils peuvent varier leur régime dans des limites assez larges, tout excès, toute irrégularité leur sera préjudiciable au plus haut point. Dans les diabètes les plus bénins, les entraînements de la table ont les conséquences les plus fâcheuses, et il est indispensable de ne jamais oublier ce qui sépare l'usage de l'abus.

Le point important est de satisfaire l'appétit et de le maintenir, par une nourriture variée et suffisamment appétissante, eu égard aux goûts et aux habitudes, dans de justes limites, mais voilà tout.

Le régime le plus simple sera toujours le meilleur. On recherchera principalement les aliments gras, qui avaient été, un peu empiriquement, recommandés depuis longtemps, mais d'une manière trop systématique. On sait que Rollo prescrivait « les graisses aussi rances que l'estomac pouvait les supporter », ce qui est au moins inutile. L'estomac de la plupart des diabétiques paraît du reste avoir une tolérance particulière pour les matières grasses, qui sont dans les circonstances ordinaires les plus difficiles à digérer.

Les diabétiques ne doivent pas s'attacher à manger beaucoup ; ils n'ont qu'à se laisser guider par les exigences de l'appétit, et, s'il existe de la boulimie, résister autant que possible à ce qui n'est qu'un phénomène morbide et non pas, comme on l'a dit, l'expression d'un besoin légitime de l'économie.

Les liquides jouent naturellement un grand rôle dans la diététique des diabétiques ; beaucoup d'auteurs recommandent à ceux-ci une grande réserve dans l'ingestion des liquides, et quelques médecins croient même devoir les laisser souffrir de la soif. Je n'en ai jamais compris l'utilité : sans doute il est bon qu'ils ne s'abandonnent pas sans mesure aux incitations d'une soif excessive ; l'ingestion d'une énorme quantité de liquide distend l'estomac, en trouble l'exercice, et conduit à l'anorexie et à la dyspepsie : à part cela, un usage assez large de liquides me paraît devoir être plutôt salutaire que nuisible : il ne saurait en aucun cas augmenter la quantité de sucre produit, et il semble qu'en diluant le sang et les humeurs de l'économie, et en activant la secrétion rénale, il ne peut que faciliter l'excrétion des principes sucrés.

Mais le choix des liquides est d'une grande importance ; tous les liquides sucrés, et féculents comme la bière, doivent être naturellement proscrits.

Les alcooliques avaient été conseillés par M. Bouchardat comme succédanés des féculents, à titre de principes calorifiques, de même que les corps gras, propriété que des observations ultérieures sont venues contredire. Cette indication a été saisie avec un empressement que l'on comprend par les diabétiques, et il est difficile d'exprimer à quel point ils ont usé et abusé d'une tolérance effective que la plupart d'entre eux possèdent pour les boissons alcooliques. On est revenu depuis à une pratique plus sage.

Quelles que soient les données que fournit la physiologie au sujet de l'action intime des boissons alcooliques, il est certain que l'usage des vins généreux est généralement salutaire aux diabétiques, et que les alcooliques, ainsi l'eau-de-vie, le rhum, en proportions modérées, conviennent également à un assez grand nombre d'entr'eux. Il est encore vrai que l'on remarque, chez la plupart des diabétiques, une tolérance très-particulière pour ces sortes de boissons, qu'ils prennent à des doses tout à fait inusitées. Mais il faut se garder de les prescrire d'une manière banale, et il importe d'en suivre les effets.

Les diabétiques gras, à grand appétit, à production considérable de sucre, se trouvent habituellement très-bien du vin pur et des alcooliques, et les supportent à des doses souvent considérables; mais les diabétiques maigres, affaiblis, excitables, s'en trouvent souvent assez mal : j'en ai vu plus d'un qui devaient certainement à ce régime, même suivi avec une tempérance relative, un état d'excitation nerveuse permanente, avec fréquence du pouls, respiration précipitée, mouvements mal assurés, toutes circonstances qui annoncent en général une maladie à marche rapide, sinon l'imminence de quelques-uns de ces accidents qui viennent souvent marquer le cours du diabète.

Les boissons gazeuses conviennent généralement assez mal aux diabétiques. Ils doivent se garder surtout de l'eau de Seltz artificielle. Ils doivent prendre de préférence, pour étancher leur soif, de l'eau coupée de vin ou de café, ou animée d'un peu de rhum ou d'eau de vie, ou des macérations légèrement amères, de quassia amara ou de quinquina. L'eau de Vichy, (source d'Hauterive ou des Célestins) aux repas, leur est habituellement très-salutaire; mais il faut en suspendre l'usage de temps en temps.

Le lait doit être supprimé du régime des diabétiques. MM. Bouchardat et Bence Jones ont démontré expérimentalement que son usage donnait lieu constamment à une augmentation considérable de sucre.

Exercice. — Il y a longtemps que l'expérience a démontré que l'exercice musculaire est un des moyens les plus efficaces d'activer les phénomènes d'assimilation. L'utilité de l'exercice dans la goutte et dans l'obésité est d'une notion vulgaire. Il devait en être de même pour le diabète. L'exercice en effet, sous toutes ses formes, est une des premières conditions de l'hygiène des diabétiques. On peut même affirmer qu'il agit dans un sens curatif à un bien plus haut degré que la diététique appropriée, celle-ci ne faisant qu'écarter l'occasion des manifestations morbides.

Il ne sera pas inutile d'exposer ici ce que la physiologie nous enseigne au sujet des rapports de l'alimentation féculente avec l'exercice musculaire, ou du rôle que jouent les féculents dans la production du travail mécanique effectué par les muscles. Cet exposé sera emprunté à la thèse de M. Brouardel.

Les travaux de Nick et Wislicenus ont montré que, dans l'action musculaire, on ne pouvait attribuer ni à l'oxydation des matières protéiques ingérées, ni même à la décomposition de la substance des muscles, la source des actions chimiques qu'engendre le travail : s'étant soumis depuis trente et une heures à l'abstinence d'aliments azotés et au régime exclusif des substances amyloïdes, des graisses et du vin, ces expérimentateurs ont exécuté l'ascension du Faulhorn. Calculant le travail accompli par chacun d'eux dans ce voyage, ils l'ont trouvé pour l'un de 319,274 kilos, pour l'autre de 368,174.

Pour expliquer un tel travail par la théorie thermodynamique, il faut nécessairement ad-

mettre que les matériaux hydrocarbonés, sucre,
fécule et graisse, ont été brûlés dans les muscles. En effet, en supposant que les substances
protéiques seules eussent subvenu à ce travail,
on aurait dû trouver dans les urines une quantité d'acide urique ou d'urée proportionnelle à
la qualité des matières protéiques oxydées.
L'analyse de l'urine des deux expérimentateurs
montre que la proportion de ces sels était beaucoup trop faible pour qu'on puisse admettre une
oxydation protéique capable d'engendrer le
travail accompli. L'oxydation des composés
ternaires avait donc joué un grand rôle dans la
production du travail développé dans l'ascension du Faulhorn.

Voyant que les matières albuminoïdes ne
sauraient être le seul combustible destiné à produire le travail dans l'économie animale, ces
auteurs en arrivent à se demander si les composés ternaires ne sont pas le seul élément
véritable de la force des muscles. Car, disent-ils,
il est vraisemblable que l'acte chimique dont
émane la chaleur est un acte simple et toujours
le même. Les considérations sur lesquelles se
base cette opinion ne sont pas à l'abri de toute
critique : on peut cependant invoquer à leur
appui les recherches d'autres expérimentateurs.

Ainsi Traube a formulé cette opinion, que c'est la combustion des matières non azotées qui produit la force motrice chez les animaux.

Un mémoire récent de M. Parkes conduit à la même conclusion en ce qui touche la possibilité d'obtenir un travail énergique sous l'influence d'un régime azoté, sans que dans les *excreta* apparaissent des traces d'oxydation; les matières albuminoïdes indiquant que les muscles travaillent aux dépens de leur propre substance.

Bien plus, M. Parkes a trouvé que toujours, et quel que soit le mode d'alimentation, l'activité musculaire produit une diminution dans la quantité des substances azotées qui s'éliminent par les urines.

Les expériences de Winogradoff, faites sous la direction de Kuhne, montrent également cette action du muscle sur les substances hydrocarbonées. Cet auteur constate que, dans l'empoisonnement par le curare, les animaux deviennent glycosuriques. Il y a là deux actions connexes, paralysie de la motilité, apparition de la glycosurie ; et, lorsque la paralysie cesse, le sucre ne se retrouve plus dans les urines. Winogradoff en conclut que les muscles en activité détruisent une notable quantité du sucre contenu dans l'organisme. Pour lui, l'abaissement de la température, chez les diabétiques, tient à cette absence de combustion du sucre.

La physiologie vient donc nous fournir la consécration de ce fait, démontré par des exemples cliniques nombreux et irrécusables, que, sous l'influence de l'action musculaire, le sucre est plus complètement utilisé que dans le repos.

M. Bouchardat á parfaitement tiré parti de cette loi physiologique, et il pose en principe que le travail énergique en plein air favorise *toujours l'utilisation* des féculents chez les glycosuriques ; il ne suffit pas dans tous les cas pour faire disparaître le sucre ; mais, toutes choses étant égales pour la quantité des féculents ingérés et les autres conditions, une diminution dans la proportion de sucre contenu dans les urines a *toujours coïncidé* avec l'exercice énergique en plein air. Donc « l'utilisation des aliments féculents chez les glycosuriques correspond à l'utilisation des forces en plein air » (1).

Il y a à distinguer, non plus au point de vue

(1) Bouchardat. *De l'entraînement ou de l'exercice forcé appliqué au traitement de la glycosurie*, in *Annuaire de thérapeutique*, 1865,

physiologique, mais à un point de vue pratique : l'exercice introduit dans les habitudes ordinaires de la vie, les exercices violents auxquels on ne recourt que par intervalles, et les exercices méthodiques que comporte la gymnastique. Tous ces modes de l'exercice doivent prendre, dans l'hygiène des diabétiques, une place relative à la possibilité d'application.

Le premier point est de renoncer à la vie sédentaire. Le second est de combiner avec les exigences de la vie des habitudes aussi actives que possible.

La marche, l'équitation, la promenade en voiture ont également une valeur très-inégale, mais effective à des degrés divers. Rien ne peut remplacer la marche, à laquelle il faut absolument se refaire peu à peu, si l'on en avait perdu l'habitude. Mais il faut y joindre d'autres exercices, appropriés au milieu où l'on vit, et autant que possible en plein air. Les plus faciles, et les plus salutaires peut-être, sont les travaux du jardinage. On exerce surtout les membres inférieurs en labourant, en piochant, en roulant la brouette ; les membres supérieurs en sciant ou en fendant du bois.

Les exercices violents tels que la chasse, le canotage, le patinage, l'escrime, le jeu de paume, le criquet, etc., sont également très-salutaires ; mais ils ne sont pas assez continus, et ne valent pas ceux que l'on peut introduire dans la vie journalière. Il faut du reste moins s'attacher aux exercices violents et fatigants qu'aux exercices modérés et assidus.

La gymnastique fournit encore de précieuses ressources. La gymnastique de force ne se trouve pas à la portée de tout le monde. Mais la gymnastique de chambre, à l'aide des ingénieux appareils de Pichery, devrait entrer dans le régime de tous les diabétiques. Elle permet de mesurer exactement et la durée et la dépense d'activité musculaire à l'indication présente, et se prête par conséquent à des formules précises, ce qui est fort utile auprès de certains malades. Elle ne saurait cependant dispenser des exercices *en plein air*, condition sur laquelle M. Bouchardat a si justement insisté.

L'exercice ne doit être prescrit aux diabétiques, et ne saurait être mis en pratique utilement et sans inconvénients, qu'après que le changement de régime est venu préparer l'amoindrissement de la glycosurie. Jusque-là on s'épuise en efforts inutiles, et c'est en vain que l'on essaie de lutter contre l'action délétère des principes sucrés introduits incessamment dans l'organisme. C'est un fait que j'ai eu de nombreuses occasions de constater. Mais lorsque cette condition préalable a été remplie, il ne faut pas se laisser arrêter par la faiblesse apparente. En procédant avec ménagement, on parviendra toujours à rétablir l'activité musculaire, nécessaire pour ramener l'accomplissement des actes d'assimilation, ce dont l'abaissement ou la disparition de la glycosurie fournira un témoignage significatif.

THÉRAPEUTIQUE

Les médicaments employés jusqu'ici dans le diabète, ceux du moins dont il y a lieu de faire mention, peuvent être rangés en deux classes principales : les uns paraissent avoir pour action d'aider à l'oxydation des principes sucrés, ce sont des *médicaments de l'assimilation* : les autres sont adressés au système nerveux, ce sont des *médicaments de l'innervation*. Les uns et les autres répondent, à des degrés divers, soit à l'indication pathogénique, soit à l'indication symptômatique. Il faut cependant ajouter à ces derniers les médicaments *toniques*, dont, malgré l'indication apparente, l'efficacité est peu marquée.

Cette partie de la médication anti-diabétique est toute secondaire, et n'a fourni jusqu'ici que des résultats de peu d'importance, surtout si on les compare à ceux de la médication hygiénique et de la médication thermale. Je n'aurai donc à en reproduire qu'un court exposé, dont les éléments se trouvent parfaitement analysés dans la thèse de M. Brouardel, à laquelle j'ai fait déjà plus d'un emprunt intéressant.

Médicaments de l'assimilation.

Il est fort remarquable que, alors que la soude et ses composés se rencontrent partout dans l'organisme, et font spécialement partie intégrante et nécessaire du sang, qu'ils existent également partout autour de nous, dans l'air que nous respirons et dans les aliments que nous ingérons, qu'ils sont d'un usage très-répandu en thérapeutique et forment la base de la plupart des eaux minérales, il est fort remarquable, dis-je, que nous ne possédions que des notions très-imparfaites touchant leur action physiologique,

L'action digestive de la soude n'est pas ce qui nous intéresse ici : sans doute elle peut intervenir utilement chez les diabétiques : cependant nous savons que ce n'est pas par la digestion gastro-intestinale qu'ils pèchent en général. Il s'agit de l'action plus profonde des alcalins sur le sang et sur les phénomènes qui s'accomplissent dans son milieu.

Le sang est alcalin, et cette qualité lui est tellement essentielle qu'il semble ne la perdre jamais, et qu'il a fallu renoncer aux théories fondés sur son insuffisance d'alcalinité. En outre, les expériences de MM. Poggiale, Bernard et Lehmann ont montré que les alcalins n'ont pas d'action sur le sucre du sang, si ce n'est peut-être à une température très-élevée. M. Pavy pense que les alcalins, s'ils n'agissent pas sur le sucre tout formé, empêchent du moins ou diminuent la formation du sucre aux dépens de la matière glycogène. Les alcalins auraient la propriété de s'opposer à l'action du ferment dont il admet l'existence dans le sang des diabétiques, comme dans le sang normal, aussitôt après la mort. C'est ainsi que la diastase salivaire, mise en contact avec de la matière amylacée, cesse de la transformer en sucre dans une solution de potasse. C'est ainsi encore que l'injection d'une solution concentrée de potasse ou de carbonate de soude, dans le sang, aussitôt après la mort, préviendrait la formation du sucre, tandis que, si l'on attend quelques instants avant de procéder à l'injection, on trouve du sucre qui s'était déjà produit, et sur lequel elle n'a point agi.

Il est vraisemblable que la soude intro-
duite dans le sang y favorise la combustion des
matières organiques. Les expériences de Che-
vreul, de Magnus, de M. Maurisset, confirment
dans ce sens ce que l'on était autorisé à déduire
de l'action des alcalins dans le traitement de la
goutte, de la gravelle et de l'obésité : d'un
autre côté, M. Frémy, arrosant un arbre avec
une solution alcaline, a constaté qu'il ne donnait plus de fruits sucrés. D'après M. Martin
Damourette, la vigne donne un raisin à peu
près privé de sucre si on l'arrose avec de l'urine
ou avec une solution alcaline.

Il y a donc de fortes raisons d'attribuer à la
soude, et aux alcalins en général, une action
directement curative dans le diabète, puisque
c'est aux conditions même qui président à la
formation du sucre qu'ils paraissent s'adresser.

La soude est employée sous forme de bicarbonate, de tartrate ou de citrate.

Le bicarbonate de soude sera pris à la dose
de 5 à 15 grammes par jour, dissous dans de
l'eau, de préférence avant les repas. Il est toujours bon, lorsqu'on en a fait usage pendant
un certain temps, un mois par exemple, de le
suspendre, et de ne le reprendre qu'après un
intervalle d'une à deux semaines.

M. Bouchardat a proposé de le remplacer par le tartrate de soude, dont la faible saveur permet de le mélanger aux aliments et aux boissons. On peut en prendre 30 grammes par jour, sans en subir d'effet physiologique appréciable. On s'aperçoit à peine de la présence de 95 grammes de tartrate de soude dans un litre de vin de Bordeaux. Le citrate de soude peut être employé de la même manière.

Mais M. Bouchardat donne surtout la préférence au carbonate d'ammoniaque, auquel il paraît disposé à attribuer une action diaphorétique, en outre de son action sur le sang. Il prescrit ce médicament sous forme de potion ou de bols, d'après la formule suivante.

Carbonate d'ammoniaque	5 gr.
Rhum	20
Eau	100

A prendre en trois fois, une demi-heure avant le repas. La dose du carbonate d'ammoniaque peut être portée à 10 et 15 grammes.

Carbonate d'ammoniaque	20 gr.
Thériaque	20
Pour 40 bols.	

On a employé encore l'eau de chaux, la crême de tartre, la magnésie calcinée, l'ammoniaque liquide (Martin-Solon).

Mais ce sont les préparations de soude et d'ammoniaque qui viennent d'être mentionnées, qui m'ont fourni les meilleurs résultats.

Nous retrouverons plus loin cette médication, en étudiant les eaux minérales.

Les sels de potasse peuvent certainement suppléer aux sels de soude. Un praticien très-sagace, M. Galtier-Boissière, croit même en avoir obtenu des résultats plus effectifs, au point de vue de la réduction de la glycosurie,

Le peroxyde d'hydrogène a été employé en Angleterre (1), et semble agir en relevant les forces et en activant la nutrition. On a également recommandé l'éther ozonique. M. Pavy considère ces médicaments comme dépourvus de toute utilité (2).

La teinture d'iode paraît avoir la propriété de faire baisser assez rapidement la proportion du sucre urinaire. On l'administre dans 100 grammes d'eau, dix minutes avant le repas. On commence par cinq gouttes le premier jour ; le lendemain, on donne cinq gouttes le matin et le soir, et l'on arrive bientôt à en faire prendre au malade dix gouttes avant chaque repas (3).

(1) Richardson. *Medical times*, 1860, numéro du 20 octobre, p. 382.

(2) Pavy. *The lancet*, 1869, numéro du 13 mars, p. 358.

(3) Béranger-Feraud. *Bulletin général de thérapeutique*, 1865.

On a encore appliqué au diabète une médication très-intéressante et qui peut, combinée avec les autre moyens indiqués, rendre des services réels, c'est l'inhalation d'oxygène. Plusieurs observations ont été publiées, qui prouvent qu'elle peut contribuer très-efficacement à réduire le sucre urinaire, alors que la glycosurie avait résisté aux autres moyens rationnels, et activer singulièrement le retour des forces (1). L'inhalation d'oxygène me paraît surtout indiquée dans les cas où l'appétit est insuffisant et les digestions languissantes. Je me propose de l'employer concurremment avec la médication alcaline, dont elle ne peut que favoriser l'action salutaire.

Médicaments de l'innervation.

L'opium est un des médicaments les plus anciennements usités dans le traitement du diabète. Il est certain qu'il en modère quelques-uns des symptômes, tels que la soif, la polyurie, la boulimie ; on lui a également attribué une

----

(1) Béranger-Feraud. *Bulletin de thérapeutique*, 1864, tome 67, p. 217. — Constantin Paul. *Bulletin de thérapeutique*, 15 août 1868. — Limousin, *Journal des connaissances médico-chirurgicales*, 30 juin 1866. — Demarquay, *Essai de pneumatologie médicale*, 1866.

action diaphorétique. Mais il ne paraît pas qu'il modifie sensiblement la production du sucre éliminé, et il n'arrête ni l'amaigrissement ni l'affaiblissement. On a justement signalé la remarquable tolérance des diabétiques pour ce médicament, ce qui, il faut le reconnaître, semblerait témoigner de l'opportunité de son emploi. Cependant, il ne me paraît véritablement indiqué que dans les cas où les symptômes du diabète sont très-actifs, l'appétit excessif, la soif désordonnée.

Il faut commencer par des doses faibles, que l'on augmentera rapidement, en administrant soit la thériaque (Bouchardat), soit l'extrait d'opium. Je doute qu'il convienne jamais de dépasser la dose d'un gramme d'extrait par jour. Cependant, M. Pécholier (de Montpelliep), tout en recommandant de faire franchir avec précaution au malade la période d'accoutumance, marquée par des troubles digestifs variés et assez souvent par le narcotisme, pense que, s'il ne faut arriver que graduellement aux doses élevées, il pourrait y avoir avantage à dépasser la dose quotidienne de 1 gramme d'extrait gommeux, qu'il a continuée quelquefois pendant nombre de jours consécutifs, sans le moindre accident.

On a considéré l'opium (Owen Rees) comme un

puissant astringent des reins, ce qui ne saurait aider à rationaliser son emploi dans le diabète. Mais le médecin distingué que je viens de citer, M. Pécholier, a exposé, sur l'utilité de l'opium dans le traitement du diabète, quelques considérations assez originales pour que je veuille en présenter ici une courte analyse, bien qu'il leur manque une consécration clinique suffisante.

L'idée qu'il se fait de l'action de ce médicament est, il faut le dire, basée sur une conception théorique du diabète qui me paraît manquer d'exactitude. Pour lui, le diabète est essentiellement une maladie de consomption. Cette consomption résulte du défaut d'assimilation des aliments hydro-carbonés ingérés, et peut-être de la séparation et de l'élimination des substances hydro-carbonées, entrant dans la trame de nos tissus. Sans doute ceci n'est que l'effet de la maladie, dont la cause organique demeure ignorée : mais c'est un tel effet qui en constitue la gravité, en entraînant la fonte de l'organisme, le marasme et la phthisie.

« Or, une des actions fondamentales de l'opium est d'arrêter le mouvement de décomposition nutritive, de s'opposer à la désassimilation, ou tout au moins de ne permettre qu'une désassimilation très-lente. En effet, son usage

méthodique et continu détermine l'anorexie,
c'est-à-dire assoupit le besoin de réparation,
et cependant conserve la vigueur, parce que
la désagrégation lente et moléculaire des tissus
s'arrête ou se ralentit (1).»

On voit que cette théorie ne s'adresse qu'à
un des éléments de la maladie, lequel peut apparaître finalement, mais n'appartient nullement à son essence. J'espère avoir démontré
que le diabète n'est point une maladie consomptive par elle-même, que ses symptômes
les plus caractéristiques se montrent tous bien
avant la période cachectique ou consomptive,
inséparable de toute anomalie prolongée de
l'organisme ; que la faiblesse dans le diabète
est le résultat de l'oppression beaucoup plus que
de la réduction effective des forces, etc.

Cependant on ne peut nier que le point de
vue auquel s'est placé M. Pécholier, en s'ap-
puyant sur des exemples populaires dans
l'Orient, où les courriers tartares font, en man-
geant de l'opium, des courses rapides et pro-
longées sans prendre d'aliments, et où l'on voit
les travailleurs chinois suppléer par l'opium à
une nourriture insuffisante, on ne peut nier

(1) Pécholier. *Quelques notes sur l'opium et son emploi dans
le diabète sucré*, in *Bulletin de thérapeutique*, 1861, t. 68,
p. 458.

que ce point de vue ne mérite l'attention, et ne soit susceptible de quelques applications intéressantes.

Le bromure de potassium a été employé par le docteur Begbie avec quelques résultats satisfaisants. « Puisqu'il est prouvé, dit-il, que la glycosurie peut être la suite d'une excitation, conduisant le stimulus à la moëlle allongée qui réagit par la moëlle et le grand sympathique sur la sécrétion du sucre, puisque Harlay a montré que l'irritation locale du foie peut produire la glycosurie, puisque celle-ci est souvent consécutive à une lésion du cerveau, nous devons chercher à calmer l'irritabilité du système nerveux. Pour cela nous pouvons employer le bromure de potassium, dont l'action physiologique et thérapeutique répond à ces indications. Suivent quatre observations de diabète traité par ce médicament.

Dans un de ces cas, un diabétique, âgé de 60 ans, prit 3 grammes de bromure de potassium par jour. Six semaines après les urines ne contenaient plus de sucre. Mais aussitôt qu'on cessa le médicament, le sucre reparut, puis disparut quand on reprit de nouveau le bromure.

Dans un autre cas, un enfant de 13 ans, diabétique depuis neuf ans, fut guéri complète-

-ment en sept semaines sous l'influence du bro-mure de potassium. Le régime ordinaire du malade ne fut pas changé, si ce n'est qu'on ajouta l'usage de l'huile de foie de morue.

« Ces faits, dit M. Brouardel, après avoir reproduit ses observations, ne sont pas assez nombreux pour autoriser une conclusion. Mais ce que nous savons de l'action physiologique et thérapeutique du bromure de potassium sur les centres nerveux et sur les petits vaisseaux nous fait penser que c'est un médicament à essayer, dans les cas où le diabète reconnaît pour cause un trouble de l'innervation ou de la circulation. Ce qui, en effet, caractérise sur-tout ce médicament, c'est la diminution de l'excitabilité de la moëlle (1).

La strychnine, le seigle ergoté, la valériane, le camphre, l'arsenic, ont été employés dans le diabète. Mais je ne connais au sujet de ces médicaments et d'autres, également essayés, aucun résultat digne d'être mentionné. En effet, quelques exemples isolés de diminution de la glycosurie, sous l'influence apparente de médicaments dont l'usage a toujours coïncidé avec l'intervention d'autres modificateurs plus

______

(1) Brouardel. *Etude critique des diverses médications employées contre le diabète sucré, thèse de concours,* 1869, p. 83.

où moins actifs, ne sauraient avoir de signification effective par eux-mêmes.

Médication tonique.

J'ai dit précédemment que la médication tonique, malgré ses indications apparentes, n'of-
frait pas de grandes ressources dans le traitement du diabète. En effet, elle ne s'adresse à
aucune des deux conditions d'où dépendent en
réalité les accidents de la maladie, l'une primitive, le défaut d'assimilation des principes
sucrés, l'autre secondaire, la pénétration des
tissus par ces mêmes principes non assimilés.
Il me paraît en particulier démontré, par ce
que j'ai bien souvent observé, que, tant que le
diabète n'a pas été soumis à un traitement rationnel, elle est absolument employée en pure
perte.

Administrée concurremment avec un traitement rationnel, elle peut être plus utile en
aidant à soutenir les forces de l'organisme, en
le mettant mieux en état de recouvrer une
activité éteinte ou amoindrie, ou de réagir
contre les influences novices auxquelles il se
trouve soumis, enfin en apportant à l'appareil
digestif une stimulation souvent nécessaire à

la longue, car les diabétiques finissent souvent par perdre l'appétit, circonstance dont il n'est pas nécessaire de faire ressortir la gravité.

Les amers, tels que le quinquina, le quassia amara, la gentiane, peuvent donc être d'une incontestable utilité. Mais il ne faudrait pas en faire la base du traitement : on s'exposerait pour le moins à d'inévitables déceptions. Quant aux ferrugineux, je dois avouer que je doute fortement de leur efficacité.

Je parlerai plus loin des bains médicamenteux, qui peuvent agir dans le sens tonique, ou, pour mieux dire, dans le sens d'une stimulation salutaire.

De quelques autres médications.

Les acides minéraux ont été conseillés dans le traitement du diabète. J'emprunte à la thèse de M. Brouardel une analyse très bien faite de cette médication. Ils ont été employés dilués, et en général sous formes de limonades nitrique, sulfurique, chlorhydrique ou phosphorique.

Gilby et Brera ont publié des cas de guérison sous l'influence de la limonade nitrique. Un malade de Brera guérit même en quarante-trois jours. Fraser et Schœfer ont employé la limonade sulfurique. Fraser cite l'observation d'un de ses malades qui aurait guéri en trois mois par l'usage de la limonade sulfurique, et aurait vu son état s'aggraver sous l'influence du sulfate de fer ; ce qui démontre que cette guérison n'était guère définitive. Gennaro Festeggiano et Martin Solon ont conseillé la limonade chlorhydrique.

A l'état de dilution et sous forme de limonade ou de potion acidule, les acides provoquent dans la bouche une sapidité particulièrement agréable et rafraîchissante. Ils calment la soif ; cette action locale cesse en général très-vite, et, si l'on en ingère fréquemment des quantités un peu grandes, l'effet rafraîchissant s'use et se transforme en une action astringente ; la bouche se sèche et la soif renaît à mesure qu'on la satisfait ; bientôt les voies digestives se troublent ; il survient des borborygmes et même de la diarrhée. Chez quelques diabétiques à qui M. Contour a vu donner des limonades acides, il a noté après leur ingestion un sentiment de brûlure gastrique particulièrement pénible. Et, si l'on doit admettre, avec le docteur Thornley, que l'acide phosphorique est un des agents qui calment le mieux la soif, il y a de grandes restrictions à faire à son emploi, puisque les troubles digestifs en sont souvent la suite.

Griesinger n'accepte pas l'usage de la limonade sulfurique. Il se fonde surtout sur un cas rapporté par Siébert, qui a vu une glycosurie passagère naître après l'emploi de ce médicament. Ce fait rappelle singulièrement celui du jeune italien qui avait servi de base à la théorie de M. Mialhe. Rosenstein de son côté a démontré expérimentalement que ces boissons acides augmentent la glycosurie chez les diabétiques.

M. Pavy a fait des expériences particulières au sujet de l'acide phosphorique. Dans une première série, il injecta de l'acide phosphorique dans la veine jugulaire ; il constata une glycosurie abondante, qu'il rapporta à une action chimique de l'acide sur la matière glycogène du foie.

Dans une seconde série d'expériences, l'injection fut poussée dans la veine-porte. Elle produisit quatre fois sur cinq la coagulation du sang dans cette veine, résultat que M. Pavy n'avait jamais obtenu en injectant l'acide phosphorique dans le sang de la circulation générale. L'urine analysée ne contenait pas de sucre dans ces quatre cas ; dans le cinquième, il y eut une très-légère glycosurie.

Dans une troisième série d'expériences, M. Pavy, après avoir chloroformé les animaux pour empêcher les vomissements, poussa l'injection dans le duodénum ou l'intestin-grêle. Chaque fois il se produisit une glycosurie abondante,

Les expériences directes ne sont donc pas favorables à l'usage des acides dans le diabète. Il serait surprenant de voir des résultats aussi nets en désaccord avec les observations médicales. Il n'en est rien. En effet, malgré les singulières guérisons que nous avons rapportées plus haut, les médecins qui, comme Copland et M. Bouchardat, ont soigné beaucoup de diabétiques, ont constaté dans leur pratique que l'usage des acides a été ou franchement nuisible, ou très contestable dans ses effets.

En résumé, nous voyons que les acides peuvent avoir leur utilité pour calmer passagèrement une soif ardente, mais qu'ils doivent être rejetés du traitement du diabète (1).

Je ne crois pas nécessaire d'exposer les résultats de quelques tentatives faites, dans des buts différents, au sujet des astringents (cachou, tannin, noix de galle, créosote, etc.), ou bien des vomitifs ou des purgatifs. Ces diverses médications ne peuvent être raisonnablement adressées qu'à des indications toutes particu-

(1) Brouardel, *thèse citée*, p. 146.

lières, et qui n'ont que des rapports très-éloignés avec la maladie elle-même.

Mais je m'arrêterai aux moyens beaucoup plus rationnels et plus importants adressés aux fonctions de la peau.

Il ne faut pas attacher une idée d'action locale aux moyens très-divers auxquels on peut avoir recours pour ramener ou surexciter l'action cutanée. De tous les systèmes de l'économie, la peau est peut-être celui dont le mode d'activité offre la solidarité la plus directe avec les phénomènes de l'assimilation et des métamorphoses organiques. On peut dire : « dis-moi comment tu sues, je te dirai comment tu digères »; si l'on entend plutôt la qualité que la quantité de la sueur, et si l'on comprend par digestion, avec les anciens physiologistes, l'assimilation elle-même.

L'intégrité des fontions cutanées, et même leur suractivité, offrent donc une importance capitale chez les diabétiques. Il y a ici d'abord une question d'hygiène. Je n'ai pas à revenir sur ce qui a été dit plus haut de l'exercice. M. Bouchardat a insisté avec raison sur les avantages de la flanelle portée sur la peau, gilets et caleçons. Le bain, considéré dans son action la plus simple, est également nécessaire pour entretenir la propreté physiologique la plus minutieuse. J'ai l'habitude de conseiller aux diabétiques la friction sèche, générale, avec le gant de crin.

Les bains médicamenteux ont une action très-salutaire, à laquelle on ne recourt pas assez généralement: je ne parle pas en ce moment de ceux que comportent les médications thermales. Je prescris également les bains alcalins et les bains sulfureux, combinés ou isolés. Voici les formules que l'on doit employer :

    Sous-carbonate de soude........ 120 grammes
    Gélatine...................... 500
    Sels de Vichy................. 250
    avec ou sans gélatine.

    Sulfure de potasse de 60 à 100 grammes.
    Bicarbonate de soude de 80 à 120 grammes.
    On peut y ajouter de la gélatine.

Un ou deux de ces bains par semaine devraient entrer dans les habitudes régulières de la plupart des diabétiques.

Je ne crois pas les bains de vapeur ou d'air chaud salutaires aux diabétiques, hormis, comme le fait remarquer justement M. Brouardel, chez les diabétiques goutteux, et surtout rhumatisants.

L'hydrothérapie paraît devoir constituer

une médication rationnelle du diabète. Cependant l'expérience n'a pas encore prononcé suffisamment sur ce sujet. Elle paraît cependant particulièrement indiquée chez les diabétiques dont la peau est inerte et résiste aux sollicitations ordinaires. Mais une réaction facile est une condition indispensable de son emploi. L'affusion ou la douche froide est un excellent complément des exercices gymnastiques, je diraï presque un complément nécessaire des exercices gymnastiques un peu violents.

Le bain de rivière très-court, plus prolongé avec la natation, mais jamais de longue durée, est une excellente pratique hydrothérapique.

EAUX MINÉRALES

Le diabète n'a encore été traité sur une large échelle qu'à Vichy et à Carlsbad.

Quelques exemples isolés de traitements favorables ont été recueillis dans d'autres stations thermales, ainsi par M. Le Bret à Balaruc, par Regnault à Bourbon-l'Archambault, par M. Hédouin à Evian, etc. On a observé quelques exemples semblables près de certaines stations sulfureuses. Les faits de ce genre ne me paraissent. pas pouvoir être généralisés. La stimulation exercée par les eaux sulfureuses a pu être quelquefois salutaire, mais jé ne crois pas beaucoup m'avancer en affirmant qu'une telle médication ne sera jamais appropriée à cette maladie. Les eaux chlorurées sodiques lui seraient certainement plus applicables. Sans doute les eaux minérales d'une constitution voisine de celles que j'ai signalées doivent jouir de propriétés analogues, et il est naturel de rapprocher Vals de Vichy, comme Marienbad de Carlsbad. Cependant, comme il n'y a jamais d'identité absolue entre deux eaux minérales, quelque comparables qu'elles soient entre elles, surtout lorsqu'elles sont séparées, comme dans le cas présent, par une énorme différence de thermalité, il n'y a pas lieu de suppléer au silence gardé par l'observation, au sujet du traitement du diabète. Je devrai donc me contenter d'exposer ici les résultats fournis par l'expérience. Celle qui m'est propre me permettra d'entrer dans les détails nécessaires pour faire connaître ce que l'on peut attendre du traitement thermal de Vichy.

Les eaux de Vichy agissent, dans le traitement du diabète, suivant une direction curative. On peut assigner à une médication un sens curatif lorsque, en dehors du traitement diététique et des autres moyens appropriés, elle détermine, non-seulement l'amoindrissement ou la disparition des symptômes du diabète, mais encore l'amoindrissement et la disparition de la glycosurie, et cela, sinon d'une manière constante, ce qui ne saurait être exigé en thérapeutique, du moins d'une manière habituelle.

J'ai dressé le tableau de 71 cas de diabète, dans lesquels la quantité de sucre a été déterminée au commencement et à la fin, ou dans le cours du traitement thermal.

Je n'y ai pas compris les cas où la maladie venait d'être immédiatement reconnue, le traitement thermal étant intervenu alors concurremment avec le changement de régime. Tous les malades dont il s'agit avaient été, depuis un temps dont il a été tenu compte, soumis à un traitement rationnel ; changement du régime alimentaire dans tous les cas, et, dans la plupart des autres, administration des alcalins, sous forme de bicarbonate de soude, le plus souvent, ou d'eaux de Vichy transportées, ou de carbonate d'ammoniaque, quelquefois de l'opium, de toniques divers, etc. En un mot, tous ces individus se trouvaient en traitement, et tous avaient déjà subi une amélioration plus ou moins prononcée, en général devenue stationnaire, relativement soit aux manifestations diverses de la maladie, soit à la proportion de la glycosurie.

Les résultats obtenus sont donc bien le fait du traitement thermal lui-même, d'autant que le régime qu'ils suivaient à Vichy était généralement moins strict que celui auquel ils avaient pu se soumettre chez eux, la vie d'hôtel ne se prêtant pas suffisamment aux exigences de la diététique diabétique (1).

Le diabète a été reconnu et traité depuis	Sucre à l'arrivée à Vichy	Durée du traitement thermal	Sucre après le traitement
1. quelques années...	40 gr.......	12 jours...	6 gr.
2. 1 an............	30 gr.......	20 jours....	15 gr.
3. 8 mois..........	33 gr.......	25 jours....	16 gr.
4. 2 ans...........	68 gr.......	20 jours....	12 gr.
5. indéterminé......	2.20 gr...	20 jours....	0.35 gr.
6. 2 ans...........	9 gr.......	25 jours....	traces
7. 6 ans...........	40 gr.......	34 jours....	10 gr.
8. quelques mois...	14 gr.......	18 jours....	4 gr.
9. 1 an............	16 gr.......	17 jours....	3 gr.
10. plusieurs années..	20 gr.......	28 jours....	traces
11. 2 ans...........	20 gr.......	15 jours....	15 gr.

(1) Une partie des faits consignés dans ce tableau se trouvent reproduits dans la thèse de M. Brouardel, à qui je les avais communiqués, thèse plusieurs fois citée dans cet ouvrage. Il s'était glissé dans cette reproduction quelques erreurs de chiffres qui se trouveront ici rectifiées.

Le diabète a été reconnu et traité depuis	Sucre à l'arrivée à Vichy	Durée du traitement thermal	Sucre après le traitement
12. 4 ans...............	25 gr.......	6 jours....	17 gr.
13. 5 ans............	3 gr.......	13 jours.......	0, gr.
14. 6 mois...........	15 gr.ur.du m.	18 jours......	4 gr.
	24 gr. urine du soir........		12 gr.
15. récent	7 gr.ur.du m.	20 jours	0 gr.
	12 gr. urine du soir........		0 gr.
16. quelques mois....	var. de 4 à 25 gr.	15 jours	0 gr.
17. 6 mois.............	55 gr.......	30 jours	48 gr.
18. 2 ans..............	12 gr.......	30 jours	traces
19. 3 mois...........	25 gr.ur.du m.	20 jours	0 gr.
	41 gr. urine du soir........		4 gr.
20. plus d'un an.....	16 gr.......	20 jours	14 gr.
21. plusieurs années..	6 gr.......	15 jours	0 gr.
22. 6 mois............	30 gr.......	22 jours	25 gr.
23. indéterminé.......	quant. notable	11 jours	0 gr.
24. 5 ans............	10 à 15 gr..	11 jours	0 gr.
25. 9 mois............	beaucoup....	23 jours.....	0 gr.
26. quelques mois....	20 à 30 gr..	quelques jours	0 gr.
27. 1 an.............	50 gr.......	28 jours	43 gr.
28. 2 ans (même sujet)	45 gr.......	12 jours	32 gr.
		20 jours	17 gr.
29. 6 ans.............	48 gr.......	6 jours	traces
30. indéterminé......	3 gr.......	28 jours	0.80 gr.
31. 10 mois..........	14 gr.......	12 jours	2 gr.
		20 jours	0 gr.
32. 1 mois...........	20 gr.......	15 jours	0 gr.
		25 jours	1 gr.
33. 3 ans............	27 gr.......	22 jours	4 gr.
34. 1 mois...........	60 gr.......	26 jours	0 gr.
35. récent	50 gr.......	20 jours	10 gr.
36. 5 ans............	18 gr.......	20 jours	5 gr.
37. indéterminé......	28 gr.......	8 jours	18 gr.
		36 jours	5 gr.
38. 8 mois...........	29 gr.......	5 jours	29 gr.

Le diabète a été reconnu et traité depuis	Sucre à l'arrivée à Vichy	Durée du traitement thermal	Sucre après le traitement
		10 jours	7 gr.
		20 jours	4 gr.
39. 3 ans............	45 gr.........	20 jours	28 gr.
40. 1 an............	51 gr.........	8 jours	51 gr.
		14 jours	45 gr.
		17 jours	28 gr.
		20 jours	25 gr.
41. plusieurs années.	4 gr........	15 jours	0.75 gr.
42. 12 ans...........	26 gr........	10 jours	8 gr.
		13 jours	10 gr.
		20 jours	0.70 gr.
43. plusieurs années.	40 gr........	20 jours	30 gr.
44. 2 mois...........	3 gr........	11 jours	
		30 jours (après le repas).	6 gr.
		(le matin).	0 gr.
45. 1 an............	52 gr........	18 jours	44 gr.
		28 jours	41 gr.
		35 jours	29 gr.
46. 2 ans (même sujet)	30 gr........	13 jours	8 gr.
		20 jours	5 gr.
47. 3 ans...........	2 gr........	20 jours	traces.
48. plusieurs années.	14 gr........	20 jours	7 gr.
49. 6 mois..........	63 gr........	15 jours	6 gr.
50. 18 mois.........	53 gr........	12 jours	23 gr.
51. quelques semaines.	76 gr........	17 jours	16 gr.
		30 jours	4 gr.
52. 1 an............	65 gr........	12 jours	8 gr.
		20 jours	2 gr.
53. quelques mois.....	8 gr........	25 jours	4 gr.
54. 3 ans...........	50 gr........	22 jours	23 gr.
		30 jours	16 gr.
55. 6 ans...........	33 gr........	12 jours	0 gr.
56. indéterminé	16 gr........	20 jours.....	12 gr.

Le diabète a été reconnu et traité depuis	Sucre à l'arrivée à Vichy	Durée du traitement thermal	Sucre après le traitement
57. indéterminé......	8 gr........	18 jours......	1 gr.
58. quelques mois....	48 gr.......	14 jours.....	28 gr.
		30 jours.....	8 gr.
59. 4 mois..........	40 gr.......	16 jours.....	12 gr.
60. 5 ans............	5 gr.......	30 jours.....	0 gr.
61. 3 ans...........	15 gr.......	21 jours.....	1 gr.
62. 3 mois..........	12 gr.,.....	8 jours.....	3 gr.
		12 jours (nouvelle fâcheuse)	12 gr.
		26 jours.....	3 gr.
63. 6 ans...........	60 gr.......	20 jours.....	33 gr.
64. 3 mois..........	15 gr.......	20 jours.....	1 gr.
65. plusieurs années..	40 gr.......	40 jours.......	10 gr.
66. plusieurs années..	4 gr.......	20 jours.....	traces.
67. 6 ans............	50 gr.......	28 jours.....	50 gr.
68. 1 an............	35 gr.......	20 jours.....	34 gr.
69. 5 mois..........	10 gr.......	15 jours.....	12 gr.
70. 1 an............	11 gr.......	18 jours.....	2.80 gr.
		24 jours.....	7.50 gr.
71. 1 an............	6 gr.......	8 jours.....	7.80 gr.

Les cas, au nombre de 14, où le sucre a disparu complétement sous l'influence du traitement thermal, étaient pour la plupart assez récents, car, dans 9 d'entr'eux, la maladie ne datait que de un à dix mois. Mais, dans 4 autres, elle remontait à plusieurs années. Elle était également ancienne dans les 5 cas où il ne restait que des traces de sucre. Dans 7 autres cas où le sucre ne dépassait pas 1 gramme à la fin du traitement, si la maladie ne datait que de trois mois dans l'un d'eux, elle remontait à plusieurs années dans trois autres ; son début est demeuré indéterminé dans les trois restants.

La quantité de sucre, constatée lors de l'arrivée du malade à Vichy, n'était généralement pas très considérable. Elle n'atteignit que 6 fois le chiffre de soixante grammes et ne dépassa pas celui de soixante-seize ; et 30 fois elle n'atteignit pas le chiffre de vingt grammes. Ceci s'explique par les effets du traitement suivi ; et je trouve noté, dans un bon nombre de mes observations, que les premières analyses avaient atteint le chiffre de quatre-vingt à cent grammes. Mais, dans les cas même où le sucre a disparu entièrement, il existait au début du traitement à la dose de soixante, quarante, trente-trois grammes.

L'abaissement du sucre est généralement considérable. Dans 39 cas, la proportion du sucre restant était nulle ou n'atteignait pas le quart de celle du début ; dans 5 cas elle était à peu près égale au quart ; dans 7 cas au tiers ; dans 8 cas à la moitié ; dans 8 cas seulement elle n'atteignait pas celle-ci. Enfin la proportion du sucre est restée la même 2 fois, et a légèrement augmenté 2 fois.

On voit encore qu'un abaissement considérable peut être très rapide, et que, d'après les cas où des analyses successives ont été faites, il paraît y avoir peu d'oscillation, mais une diminution régulièrement croissante. Les accroissement passagers survenus pendant le cours du traitement paraissent généralement dus à des circonstances accidentelles.

Si l'on veut se faire une idée exacte de ce que l'on doit attendre de Vichy, dans la généralité des cas où l'on recourt au traitement thermal pendant la durée d'un diabète traité depuis un certain temps, on peut le formuler ainsi : le traitement thermal de Vichy détermine, dans l'état auquel ces malades étaient parvenus, et qui paraissait représenter tout ce qu'ils avaient à obtenir du traitement antérieur, un changement tout à fait analogue à celui qu'avait déterminé la première intervention d'un traitement méthodique

On sait que, lorsqu'un diabète, même datant de plusieurs années, vient à être soumis à un traitement méthodique, la règle est que, très rapidement, la glycosurie s'abaisse, quelquefois dans une énorme proportion, et l'ensemble des symptômes se réduit également d'une manière remarquable ; la soif s'amoindrit ou disparaît, l'amaigrissement s'arrête, les forces reparaissent, et, dans certains cas, si la maladie n'est ni très considérable ni ancienne, la guérison s'en suit. Plus souvent il arrive qu'après une certaine amélioration un état de glycosurie persiste, avec des oscillations variées, les symptômes diabétiques se maintiennent à un degré quelconque, et le malade demeure ainsi indéfiniment dans un état de santé imparfait, mais en général compatible avec les exigences de la vie.

Si le traitement thermal de Vichy intervient alors, un nouveau progrès se fait sentir. La glycosurie s'abaisse de nouveau, les symptômes restant s'atténuent, et ce nouvel effort détermine la guérison, ou le plus souvent, comme dans le premier cas, le malade demeure dans un état, très supérieur à celui que l'on observait avant le traitement thermal, mais encore assez imparfait.

Ce sont donc deux étapes qu'il parcourt, lesquelles le rapprochent successivement de la guérison, mais sans que, dans le plus grand nombre des cas, il lui soit donné d'y atteindre.

Voici ce que l'on observe généralement chez les diabétiques à Vichy. Je reproduirai en partie l'exposé que j'ai présenté des effets du traitement thermal dans un précédent ouvrage (1),

____

(1) Durand-Fardel. *Traité thérapeutique des Eaux minérales*, 2e édit., 1862, p. 752.

en faisant remarquer que mes propres observations étaient entièrement conformes, sous
ce rapport, avec celles de Petit (1), et celles
de Prunelle.

Le premier effet du traitement par les eaux
de Vichy est, sauf exception, de diminuer la
proportion du sucre contenu dans l'urine. Cet
effet ne manque presque jamais de se faire
sentir dans la première semaine, quelquefois
dès le second jour.

Cette action sur les conditions chimiques de
l'urine est habituellement persistante et graduellement croissante, pendant toute la durée
du traitement, à moins d'écarts de régime ;
mais elle ne l'est pas au même degré dans les
périodes consécutives.

Le sucre disparu à Vichy se montre souvent
de nouveau ; mais cette réapparition du sucre,
qui n'a lieu quelquefois que plusieurs mois
après, s'opère en général dans de moindres
proportions qu'auparavant. Il m'est arrivé
plusieurs fois, une année expirée, de retrouver
exactement la même proportion de sucre qu'a-
vait laissée le traitement précédent, laquelle
s'abaissait alors de nouveau.

A mesure que le sucre diminue, les divers

(1) Petit. *Du mode d'action des Eaux de Vichy*, 1850.

symptômes diabétiques diminuent en général dans une proportion correspondante.

D'abord la quantité de l'urine ; en même temps celle-ci se colore et reprend un peu d'odeur urineuse. Elle perd aussi rapidement que dans les autres cas l'acidité qu'on lui avait trouvée au commencement du traitement. J'ai quelquefois trouvé dans l'urine des diabétiques une légère proportion d'albumine. Je n'ai pas remarqué qu'elle fût modifiée d'une manière notable par le traitement thermal ; elle persistait au même degré, malgré la diminution ou même la disparition du sucre.

La soif et la sécheresse de la bouche sont ordinairement les premiers symptômes qui paraissent modifiés par le traitement thermal. Les malades accusent sous ce rapport un soulagement immédiat, que traduisent aussitôt leur prononciation et leur physionomie. En même temps que leur soif s'apaise, que le besoin de rendre les urines s'éloigne, le sommeil reparaît, l'agitation nocturne se calme, et le moral ne tarde pas à se relever.

Je n'ai guère eu l'occasion d'observer l'action du traitement thermal sur l'appétit désordonné des diabétiques. J'ai vu plus souvent, sous l'influence des eaux, le dégoût qu'inspirait le régime exclusivement animal diminuer, les digestions lourdes et pénibles se régulariser, l'appétit reparaître. Quant à l'odeur nauséabonde et pénétrante qu'exhalent certains diabétiques, je ne l'ai jamais vue céder entièrement au traitement thermal, lors même que celui-ci amenait des changements notables dans la composition de l'urine, et même dans la santé générale. Mais les diabétiques qui présentent cette circonstance sont en général affectés à un haut degré, et ne se trouvent guère susceptibles que d'un retour très-imparfait.

De tous les symptômes diabétiques, la sécheresse de la peau, lorsqu'elle existe, est celui qui résiste le plus au traitement ordinaire. La soif, la sécheresse de la bouche diminuent, l'abondance des urines s'amoindrit, les forces reparaissent : mais la peau ne reprend pas ses fonctions, ou ne les reprend que dans une faible proportion. Ce n'est que dans les cas légers et récents qu'il soit facile de rétablir les fonctions cutanées.

Or, un certain nombre de malades arrivaient à Vichy après avoir subi, pendant un temps plus ou moins long, un traitement méthodique. Ils se portaient mieux, le sucre avait diminué ; mais ils avaient la peau sèche comme auparavant, ou à peu de chose près.

Sous l'influence du traitement thermal au

contraire, on voit peu à peu la peau s'adoucir, s'assouplir, s'humecter enfin. Je n'ai presque jamais vu de sueurs abondantes s'établir; les eaux de Vichy n'agissent pas précisément à la manière des diaphorétiques: mais, comme dans tant d'autres maladies chroniques où l'atonie de la peau est un des caractères et devient un des éléments de la maladie, l'activité de ce système si important se rétablit lentement et graduellement.

Les eaux de Vichy n'agissent que lentement et secondairement sur la constipation des diabétiques : mais on obtient d'excellents résultats des douches ascendantes qui, continuées avec un peu de suite, parviennent quelquefois à rétablir définitivement, en partie du moins, les fonctions du gros intestin.

J'ai vu plusieurs fois, lorsque la glycosurie avait rapidement diminué, l'amblyopie s'amoindrir sensiblement pendant la courte durée du traitement thermal. Il n'en est pas de même de l'anaphrodisie. Le rétablissement de l'activité génitale est toujours beaucoup plus lent; et, à part quelques velléités de bon augure, je n'ai jamais constaté de changement immédiat à ce sujet.

Quant à l'état général, au rétablissement des forces musculaires, du moral, du sommeil, il suit de très près les changements subis par l'urine et par les symptômes essentiels de la maladie. C'est ce retour général, considérable et rapide, qui caractérise surtout le traitement thermal, et c'est principalement sous ce rapport que celui-ci est si souvent nécessaire pour compléter l'action insuffisante du traitement diététique et médicamenteux.

On peut affirmer que les cas où le traitement de Vichy demeure absolument stérile, et surtout où il se trouve nuisible, sont exceptionnels. Sans doute l'influence qu'il exerce sur la marche générale de la maladie et sur ses destinées ultérieures est fort inégale, et il est vrai que la part qu'il convient de lui attribuer est souvent fort difficile à faire, si l'on considère qu'il n'intervient souvent qu'à une époque tardive, où l'organisme est profondément altéré, et surtout si l'on tient compte des conditions défavorables dans lesquelles se tiennent les malades, soit par leur faute, soit par suite de circonstances indépendantes de leur volonté.

Il faut bien faire observer encore que, quand il est question du traitement de Vichy, il ne saurait s'agir que d'un traitement méthodique, et dirigé suivant les règles fournies par l'expérience. Il y a toutes sortes de manière de prendre les eaux de Vichy, et leur mode d'administration doit être subordonné, après les indications générales dépendantes de la maladie, aux indications individuelles relatives aux malades. Celles-ci ne sauraient par elles-même être toujours prévues d'avance, et ne peuvent souvent se formuler qu'à mesure. Ceci s'applique à tous les traitements de ce genre comme à toutes les maladies. Il faudrait donc se garder d'apprécier les qualités du traitement thermal de Vichy d'après les résultats observés chez tant d'individus qui se soignent à leur guise, au hasard, souvent d'une manière insuffisante, ou plus souvent encore d'une manière contraire à ce qu'il faut. Il n'y a de comparable à leur imprudence que celle des médecins qui les encouragent dans cette voie déplorable.

Le traitement thermal de Vichy se compose de bains, de douches générales, et de l'usage interne de l'eau minérale ; quant au choix des sources, il n'existe pas d'indication spéciale au diabète : il dépend tout à fait des conditions spéciales du malade, de l'état des voies digestives, des conditions générales du système. Il s'agit là d'applications individuelles, car, en dehors des sources ferrugineuses, il n'y a point de sources à Vichy qui se trouvent spécialement applicables à aucun état morbide déterminé.

Cependant, même dans les conditions les meilleures, il est des diabétiques qui sont réfractaires à l'action salutaire des eaux de Vichy. Ceci s'observe encore à propos de toutes les sortes de médication, et dans toutes sortes d'états morbides. Quelles que soient l'attention et l'expérience qui président à l'analyse des faits pathologiques, il est des circonstances qui échapperont toujours à nos investigations et à nos prévisions. J'ai vu un gentleman qui fut pris de diabète dans des circonstances peu propres à expliquer l'apparition de la maladie. Il avait depuis plusieurs mois une soif ardente, un certain affaiblissement, de l'amaigrissement surtout ; mais il consentait à peine à se croire malade et avait conservé encore une vigueur relative. Consulté par avance, il me paraissait dans des conditions très-favorables. Il vint à Vichy ; au bout de quinze jours, aucune réduction n'avait été obtenue dans la glycosurie, considérable, ni dans la soif. Il repartit et mourut quelques mois après.

J'ai vu quelquefois la glycosurie résister opiniâtrement au traitement thermal, sans qu'il me fût possible d'en discerner la raison. Cependant cette circonstance elle-même n'est pas toujours absolument défavorable. Une dame âgée de 64 ans, signalée dans le tableau précédent (n° 67), partait de Vichy (il y a six ans), après un traitement suffisant, ayant, comme à son arrivée, 50 grammes de sucre. Elle était extrêmement obèse. Cependant la soif avait diminué, circonstance notable, et elle [était beaucoup [mieux portante. Cette dame, qui habite à l'autre bout de la France, n'est pas revenue à Vichy, mais elle est encore aujourd'hui dans des conditions de santé supportables.

Les contre-indications absolues du traitement thermal de Vichy ne sont pas très-communes. M. Bouchardat a justement exprimé que le type des diabétiques auxquels ces eaux conviennent le mieux sont les diabétiques obèses, c'est-à-dire des diabétiques d'une telle constitution ou qui n'en ont pas encore perdu les caractères. Il en est de même des diabétiques affectés de diathèse urique, sous forme de goutte et de gravelle. Cependant il s'en faut que des conditions constitutionnelles opposées entraînent par elles-mêmes de contre-indication.

Il n'en est pas de même des diabétiques parvenus à un certain degré d'épuisement du système nerveux : les eaux de Vichy sont alors contre-indiquées. Ceci s'applique à la cachexie diabétique proprement dite. Il ne faut pas, je dois le redire ici, confondre avec celle-ci l'apparance cachectisante d'une glycosurie rapide et intense. On voit en général cette dernière se dissiper facilement, sous l'influence d'un traitement méthodique. Je parle de la cachexie véritable, de celle qui, indépendante des progrès actuels de la glycosurie, amène une altération profonde et irrémédiable de l'organisme, altération qui me paraît devoir être attribuée à la contamination des tissus organiques par les principes sucrés. Les eaux de Vichy sont contre-indiquées alors, comme dans la cachexie goutteuse, intoxication urique.

Indépendamment de l'ordre d'idées qui se rattache au fait de l'altération intime des tissus par les principes sucrés, ou uriques, il faut tenir compte également du degré d'abaissement radical des forces organiques.

Un même degré de faiblesse peut être atteint par une série d'individus, sans que les mêmes éléments organiques y prennent une part égale chez tous. Quand la faiblesse a son point de départ radical dans le système nerveux, les eaux de Vichy conviennent mal. Ceci est d'une appréciation délicate, peut-être, mais importante. Ces eaux s'appliquent victorieusement aux cachexies paludéennes les plus profondes;

elles sont parfaitement tolérées et utilement employées, tout en pouvant se trouver insuffisantes, dans un degré très-avancé d'anémie. Mais, dans l'épuisement nerveux dont nous trouvons le type dans les abus vénériens, ces eaux sont mal supportées, et ne font peut-être qu'ajouter à l'état de débilitation du système. C'est pour cela sans doute, que les eaux de Vichy, avec leur température élevée, leurs propriétés éminemmeut reconstituantes, l'élément ferrugineux qu'elles renferment, ne sont nullement applicables aux paralysies, auxquelles les eaux chlorurées sodiques s'adaptent si bien.

Il est des diabétiques chez lesquels dominent les phénomènes nerveux; c'est ce qu'on pourrait appeler la forme nerveuse du diabète. Ceci ne contre-indique pas formellement le traitement thermal de Vichy, mais paraît diminuer singulièrement les ressources que l'on en peut tirer. Les malades supportent alors assez difficilement les eaux ; le retour graduel et continu, que l'on observe dans la plupart des cas, n'a lieu chez eux qu'incomplètement et par secousses : et j'ai vu, circonstance assez remarquable, l'urine subir les changements les plus favorables au point de vue de la diminution du sucre, sans que les autres symptômes en parussent le moins du monde influencés.

La tuberculisation pulmonaire me paraît une contre-indication formelle au traitement thermal de Vichy. Cependant un médecin distingué de cette station ne professe pas la même opinion. « M. Sénac m'a affirmé, dit M. Brouardel, que le traitement alcalin ne paraissait avoir aucune influence funeste sur la marche de la tuberculisation, que si l'eau de Vichy parvenait à diminuer la quantité du sucre éliminée par les urines, la tuberculisation s'arrêtait. Il vient chaque année des diabétiques tuberculeux, qui ont des cavernes dans les poumons, depuis fort longtemps, qui de temps à autre ont des crachements de sang, et qui cependant tirent au moins momentanément de leur séjour à Vichy un grand bénéfice » (1).

Je ne puis m'empêcher de croire que l'opinion de mon honorable collègue a pu n'être pas très fidèlement reproduite. En effet, les diabétiques tuberculeux se rencontrent beaucoup plus rarement à Vichy que ce passage ne paraît le supposer. D'abord, parce que la phthisie s'observe bien moins communément chez les diabétiques en traitement qu'on ne l'a dit. Ensuite, parce que les tuberculeux ma-

_____

(1) Brouardel. *Thèse de concours*, 1869, p. 750.

nifestes sont systématiquement écartés de Vichy.

Pour mon compte, je n'ai jamais vu la maladie aucunement enrayée dans les cas que j'en ai rencontrés, et son issue funeste à brève période m'a laissé craindre plus d'une fois, sans en avoir la preuve, il est vrai, que le traitement thermal n'en eût accéléré la marche. Je persiste donc à considérer cette contre-indication comme absolue. Cependant je reconnais qu'elle ne doit pas s'étendre à l'imminence tuberculeuse, dont l'arrêt de la glycosurie pourra quelquefois suspendre l'évolution.

Le professeur Seegen a résumé de la manière suivante les résultats généraux que l'on obtient à Carlsbad dans le traitement du diabète.

Toujours, et même dans les formes les plus graves du diabète, l'eau de Carlsbad diminue l'intensité des symptômes les plus pénibles, tels que la sécheresse de la bouche, la soif brulante et les envies fréquentes d'uriner. De là des nuits plus calmes, un sommeil plus tranquille, et en somme les diabétiques se trouvent beaucoup mieux durant leur séjour aux eaux. L'emploi de l'eau minérale a pour effet de diminuer la proportion du sucre chez la plupart des diabétiques. Parmi plus de 100 cas que j'ai eu l'occasion de traiter à Carlsbad, il n'y en a eu que 10 ou 12 dans lesquels cette diminution n'ait été que faible ou ait manqué complètemunt ; dans d'autres cas, la diminution du sucre a été frappante ; dans 50 de ces cas, le sucre disparut complètement de l'urine. Ce qu'il y a d'étonnant, c'est que la cause de la maladie, autant qu'il nous est possible de la connaître, ne semble avoir aucune influence sur le résultat de la cure. L'intensité seule de la maladie peut faire varier le pronostic. Les résultats de la cure seront d'autant moins favorables que l'état sera plus grave, ou, pour mieux dire, que les troubles de la nutrition seront plus avancés. On peut dire la même chose de la durée de l'action des eaux. Lorsque les troubles de la nutrition sont portés à un degré extrême, que les malades sont très émaciés, quand l'altération du sang a provoqué l'œdème des membres inférieurs, quand enfin les affections secondaires du diabète telles que les tubercules, les affections des reins, se sont produites, la maladie progresse toujours sans qu'on puisse l'arrêter, et nous voyons périr la plupart des malades malgré l'emploi des eaux.

Mais aussi longtemps que les troubles de la nutrition n'ont point apparu, l'action de l'eau minérale enraye les accidents, et, bien que je n'aie pas obtenu de guérison, cependant j'ai toujours noté une amélioration sensible, même dans les formes les plus graves du diabète. Des observations nombreuses prouvent que, dans le cas où l'eau de Carlsbad agit favorablement, la quantité de sucre diminue pendant un temps assez long et que le poids des malades augmente.

L'action de l'eau de Carlsbad peut donc se résumer en ces mots : *diminution dans la formation du sucre.* Quand les troubles de la nutrition ne sont pas trop avancés, et qu'il est possible de remplacer par une nourriture animale appropriée les éléments organiques employés à la formation du sucre, on peut, par l'usage annuel et continu des eaux, maintenir le malade dans un état de bien-être relatif et prolonger son existence de plusieurs années (1).

Les bains de mer sont très-usités dans le diabète, mais les effets qu'on en obtient sont loin d'avoir le caractère direct et spécial des résultats les plus habituels du traitement par les eaux de Vichy ou de Carlsbad ; ils ne peuvent donc aucunement les remplacer. Leur

(1) Seegen. *Contributions à l'étude clinique du diabète sucré*, in *Archives générales de médecine*, 1867, t. IX, p. 295. (Extrait du *Journal de Virchow*.)

action me paraît se rapprocher davantage de celle de l'hydrothérapie. Cependant il faut tenir grand compte des propriétés stimulantes et reconstituantes de l'air marin, et de l'exercice que comporte la pratique du bain de mer.

Gaudet, lorsqu'il a publié son excellent ouvrage sur les bains de mer, paraissait n'attacher que très-peu de valeur à la médication marine dans le diabète. Il avait vu l'appétit augmenter, les progrès de l'affaiblissement se suspendre, nne apparence de santé se montrer, mais sans que la soif et la polyurie eussent été modifiées un seul instant (1). Gaudet n'avait encore vu à cette époque qu'un petit nombre de diabétiques; mais dix ans plus tard, il n'était pas beaucoup plus explicite sur ce sujet. Cependant il avait obtenu plusieurs fois des modifications favorables dans les degrés moyens de la maladie, mais remarqué au contraire de l'aggravation dans les degrés extrêmes. « Les bains de mer, dit-il, ne doivent être considérés, dans les cas de ce genre, que comme un auxiliaire excellent à la reconstitution de l'état général, lorsqu'on est en mesure de l'obtenir. »

(1) Gaudet. *Recherches sur l'usage et les effets des bains de mer*, 1844, p. 383.

M. Bouchardat, qui conseille beaucoup les bains de mer dans le diabète, exprime parfaitement leur indication, en disant qu'ils ne doivent être employés que chez les diabétiques capables de réagir. La réaction ne s'obtient pas seulement par les forces intrinsèques de l'organisme, elle s'obtient aussi par les conditions dont on entoure les malades. C'est ainsi qu'un exercice très-actif est indispensable en faisant usage des bains de mer : il ne faut donc jamais les prescrire aux diabétiques incapables de se livrer à un exercice suffisant (1).

Les bains de mer sont très-salutaires aux diabétiques qui ne font plus ou presque plus de sucre : mais je ne pense pas qu'ils conviennent aux diabétiques encore en puissance de leur maladie.

Résumé du traitement du diabète.

Je résumerai sous une forme concise les prescriptions qui conviennent dans la généralité des cas de diabète.

Supprimer d'abord complétement toute alimentation sucrée ou féculente. Prescrire les préparations de gluten. En cas de répugnance absolue pour le pain de gluten, ou pour la

(1) Durand-Fardel. *Traité pratique des maladies chroniques*, 1868, t. I, p. 214.

privation absolue de pain, permettre un peu de croûte de pain bien cuit, sans mie, ou de pain grillé. Ne pas prescrire l'usage exclusif des viandes, et varier le régime autant que possible.

Être modéré relativement à la quantité des liquides ingérés, sans se laisser souffrir de la soif. Boire de l'eau coupée de vin ou de café, ou animée d'un peu d'eau-de-vie ou de rhum, des macérations légères de quinquina ou de quassia amara. Boire du vin de Bordeaux vieux ; éviter de dépasser une bouteille de vin par jour.

Porter de la flanelle sur la peau, faire d'une manière très-suivie des frictions sèches avec un gant de crin. Se livrer à un exercice actif, ou à des travaux fatigants, bien qu'avec une certaine modération, ou à une gymnastique méthodique.

Prendre deux bains au moins par semaine avec des sels de Vichy, ou du sous-carbonate de soude, ou du sulfure de potasse.

S'il y a de la maigreur, primitive ou consécutive, prescrire l'huile de foie de morue, et en suspendre l'usage par intervalles.

Prendre, pendant plusieurs semaines, du bicarbonate de soude ou de potasse, à la dose de 5 à 15 grammes par jour, en deux ou trois fois, avant les repas, en suspendant de temps en temps. Le faire alterner avec l'eau de Vichy (source d'Hauterive ou des Célestins), prise à jeun, ou aux repas, mêlée de vin, si l'on veut.

Si la soif est extrême et ne cède pas rapidement, si l'appétit est excessif, prendre l'extrait aqueux d'opium. Commencer par 5 centigrammes en deux doses ; augmenter graduellement, sans dépasser, sauf exception, 1 gramme par jour.

Si l'appétit manque ou si les digestions se font mal, ne pas trop tarder à permettre quelques féculents, mais en en spécifiant la proportion.

Suivre un traitement thermal à Vichy ou à Carlsbad qui sera réitéré les années suivantes, ou même dans la même année, à plusieurs semaines, ou à deux ou trois mois d'intervalle.

Lorsque la glycosurie a à peu près disparu, prendre des bains de mer.

FIN

TABLE DES MATIÈRES

DEUXIÈME PARTIE
HYGIÈNE ET THÉRAPEUTIQUE